中国企业社会责任报告指南4.0

之

医疗服务业

中国社会科学院经济学部企业社会责任研究中心

华润健康集团有限公司

华润医疗控股有限公司

钟宏武　宋清　成立兵　韩跃伟 / 顾问

徐泽昌　王得坤　单宝杰　付燕珺　张闯　杜林 / 编审

汪杰　贾晶　等 / 著

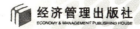

经济管理出版社

ECONOMY & MANAGEMENT PUBLISHING HOUSE

图书在版编目（CIP）数据

中国企业社会责任报告指南4.0之医疗服务业/钟宏武等著．—北京：经济管理出版社，2018.10
ISBN 978 - 7 - 5096 - 6207 - 6

Ⅰ.①中⋯　Ⅱ.①钟⋯　Ⅲ.①企业责任—社会责任—研究报告—写作—中国②卫生服务—社会责任—研究报告—写作—中国　Ⅳ.①F279.2②H152.3

中国版本图书馆 CIP 数据核字（2018）第 282166 号

组稿编辑：陈　力
责任编辑：陈　力　杨国强
责任印制：司东翔
责任校对：王纪慧

出版发行：经济管理出版社
　　　　　（北京市海淀区北蜂窝 8 号中雅大厦 A 座 11 层　100038）
网　　址：www. E - mp. com. cn
电　　话：（010）51915602
印　　刷：三河市延风印装有限公司
经　　销：新华书店
开　　本：720mm×1000mm/16
印　　张：15.25
字　　数：257 千字
版　　次：2018 年 12 月第 1 版　　2018 年 12 月第 1 次印刷
书　　号：ISBN 978 - 7 - 5096 - 6207 - 6
定　　价：68.00 元

专家组成员

顾 问：

钟宏武（中国社会科学院经济学部企业社会责任研究中心主任）

宋　清（华润健康集团有限公司董事长，华润医疗控股有限公司执行董事及副董事长）

成立兵（华润医疗控股有限公司执行董事、行政总裁）

韩跃伟（华润健康集团有限公司总经理，华润医疗控股有限公司执行董事）

组 长：

汪　杰（中星责任云（北京）管理顾问有限公司总经理）

徐泽昌（华润医疗控股有限公司执行总经理）

张　闯（华润健康集团有限公司助理总经理）

成 员：

王得坤（华润健康集团有限公司副董事长）

单宝杰（华润健康集团有限公司副总经理）

付燕珺（华润医疗控股有限公司副总经理）

刘　驹（华润健康集团有限公司助理总经理）

王丽华（华润健康集团有限公司助理总经理）

杜　林（华润医疗控股有限公司董事会秘书，兼法律部总监）

陈丽英（华润健康集团有限公司人事行政部总经理）

张　斌（华润健康集团有限公司战略运营部总经理）

龙　媛（华润健康集团有限公司投资发展部总经理）

王　培（华润医疗控股有限公司行政总监）

崔　冉（华润医疗控股有限公司质量安全管理部总监）

刘小飞（华润医疗控股有限公司质量安全管理部副总监）

陆　国（华润健康集团有限公司战略运营部高级总监）

官华波（华润健康集团有限公司战略运营部高级总监）

刘震宇（华润健康集团有限公司战略运营部高级总监）

周穷愚（华润医疗控股有限公司品牌高级经理）

王志忠（华润医疗控股有限公司质量安全管理部体系经理）

张铁松（昆明市儿童医院院长）

郦　忠（华润JCI医院管理研究院副总经理）

胡代军（大理州人民医院院长）

杜　梅（大理州妇幼保健院院长）

姜依辰（颐家〈上海〉老年服务有限公司副总经理）

路世勇（临淄区人民医院院长）

李立新（桓台县人民医院院长）

贾　晶（中星责任云〈北京〉管理顾问有限公司项目经理）

开启报告价值管理新纪元

本土标准是引领中国企业社会责任报告发展的重要工具。2009 年，《中国企业社会责任报告编写指南》（以下简称《指南 1.0》①）发布，此后两次升级到 3.0 版本。2016 年，400 余家中外大型企业参考了《指南 3.0》，《指南 3.0》成为全球报告倡议组织（GRI）官方认可的全球唯一国别报告标准，有力地提升了中国在国际社会责任运动中的话语权。在"共建共享"的理念指导下，经过两次升级，报告编写指南不断与时俱进，完成了从"基本可用"到"基本好用"的转变。

过去 3 年，企业社会责任报告实践发生深刻变化。一方面，编写社会责任报告的企业数量仍在稳步增长，总量接近 2000 家，但增长幅度较之前有了明显下降；另一方面，从技术上讲，我国社会责任报告的质量越来越高，在报告框架结构、主题内容、语言风格、表现形式等各方面取得长足进步。与此同时，一些企业却打破每年发布社会责任报告的"惯例"，终止发布报告或延长报告发布周期，甚至出现"报告无用论"。报告价值何在，成为亟待回答的问题。

为适应新形势、新要求，进一步提升指南适用性和解释力，推动我国企业社会责任报告在更大程度、更广维度发挥价值，2016 年 9 月，中国社会科学院企业社会责任研究中心启动《指南 4.0》修编工作。在充分研究和讨论的基础上，对《指南 3.0》进行较大程度创新。总体而言，《指南 4.0》具有以下特点：

第一，定位由"报告编写指南"到"报告综合指南"。《指南 1.0》《指南 2.0》解决了报告内容管理问题，《指南 3.0》解决了报告流程管理问题，《指南 4.0》解决了报告价值管理问题。"三位一体"的管理体系，使得《指南 4.0》对社会责任报告的指引超出了报告编制范围，成为一本全方位综合指南。

---

① 《中国企业社会责任报告编写指南》简称《指南 1.0》，《中国企业社会责任报告编写指南 2.0》简称《指南 2.0》，以此类推。

第二，首倡社会责任报告价值管理。社会责任报告究竟有什么价值，这些价值是如何发生的，应该通过什么手段更好地发挥报告价值仍然困扰着中国企业。《指南4.0》明确加强报告价值管理，使报告真正起到对内强化管理，对外提升品牌的作用。

第三，构建"1＋M＋N"指南家族。在《指南4.0》修编过程中，将继续采取"逐行业编制、逐行业发布"的模式；同时，在当前部分社会责任议题重要性凸显和越来越多企业发布社会责任议题报告的背景下，在《指南4.0》修编过程中，还将采取"逐议题编制、逐议题发布"模式。从而构建"1（基础框架）＋N（分行业指南）＋M（分议题指南）"指南系列。进一步提升指南系统性和适用性。

第四，内容更科学适用。《指南4.0》对理论框架进行了重新梳理，对每个维度下的具体指标进行了增、删、合并调整，着重吸纳了社会责任最新政策和最新标准，提升了指标展开的逻辑性和内容的准确性；同时，指南还进一步优化了报告流程，并根据全书体系需要对流程进行了增删调整。对每一个流程下的方法论进行了更细化的描述，可操作性进一步增强。

把握大势、应运而生。《中国企业社会责任报告指南（CASS－CSR4.0）》在继承了《指南1.0》至《指南3.0》的优秀成果，吸纳了最新社会责任政策、标准、倡议和广大社会责任同仁的思想智慧后正式推出。我们相信，更加与时俱进的《指南4.0》必将在内容上、流程上给社会责任报告带来全新提升。更重要的是，帮助企业更好地发挥报告价值，开启报告价值管理新时代，让社会责任报告焕发新的生命力！

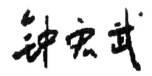

2018 年 9 月

目　录

第一章 《中国企业社会责任报告指南(CASS-CSR4.0)》简介

一、理论基础

《中国企业社会责任报告指南（CASS-CSR4.0)》创造性地提出企业社会责任"方圆模型"（见图1-1），对过往的"四位一体"企业社会责任模型（见图1-2）进行了较大幅度改造。"没有规矩，不成方圆"，模型名称寓意塑造企业社会责任的基本范式。模型外圆内方，内部是责任管理及其构成要素；外部是责任实践及其构成要素。

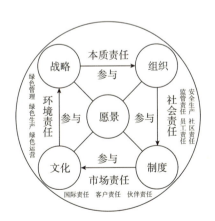

图1-1 《中国企业社会责任报告指南4.0》——社会责任方圆模型

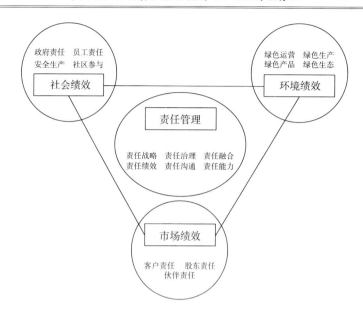

图1-2 "四位一体"企业社会责任模型

"方圆模型"一如既往地突出了责任管理的重要作用，认为责任管理是企业履行社会责任的重要保障，是企业社会责任的重要内容。责任管理包括愿景、战略、组织、制度、文化和参与。其中，愿景是原点和初心，也是目标和归属；战略、组织、制度和文化是实现愿景的四大管理支柱；参与贯穿于社会责任管理的全流程。

图1-2对"四位一体"模型中的责任实践部分进行了丰富，纳入了"本质责任"。"四位一体"模型及其背后的"三重底线"理论，只规定了社会责任实践的基本领域，尚未强调社会责任实践的重点方向。本质责任不是新的责任领域，而是具体到特定企业，在国家战略、社会需求、行业定位、企业禀赋等综合因素决定下，原有的，归属到市场、社会或环境领域的某些责任议题对国家、社会和企业可持续发展的战略意义凸显。本质责任因企业所处的行业不同而各不相同，因此，在一般框架中，将不纳入本质责任的指标。在分行业社会责任指南修订的过程中，将详细研发该行业的本质责任指标。

"方圆模型"以责任愿景为原点，明确企业社会责任工作目标；以责任管理为重点，夯实企业社会责任工作基础；以本质责任为牵引，以市场责任为依托，以社会责任和环境责任为两翼，构成了企业社会责任的行动逻辑和完整生态。

二、新版特点

(一) 范围更全面

按照工作推进逻辑,围绕企业社会责任报告有四个核心问题:第一,为什么需要编制社会责任报告(价值);第二,报告该披露哪些内容(指标);第三,如何高效开展报告编制工作(流程);第四,报告是否达到预期,值得编制(价值)。《指南1.0》和《指南2.0》解决了第二个问题,即明确在编写社会责任报告过程中应考虑哪些内容和指标。《指南3.0》解决了第三个问题,即明确社会责任报告编写的全过程包含哪些主要环节,在不同的环节应该如何开展工作。《指南4.0》则明确了社会责任报告包含哪些价值,企业如何更好地发挥报告价值。因此,《指南4.0》已经由编写指南升华为报告内容、流程、价值综合指南。

(二) 亮点更突出

中国企业编制社会责任报告的历史可追溯到十多年前。时至今日,企业对于社会责任报告应该披露哪些内容;社会责任报告应该按照什么流程编制已经有了较为清楚的认识。但是,社会责任领域一直探索的社会责任报告的价值问题,却仍然困扰着绝大多数中国企业。社会责任报告究竟有什么价值,这些价值是如何发生的,应该通过什么手段更好地发挥报告的价值是现阶段社会责任报告发展过程中亟待解决的问题。价值是社会责任报告编制的出发点和落脚点。《指南4.0》明确加强社会责任报告价值管理,通过系统分析,利用专业手段,使报告真正达到对内强化管理;对外提升品牌的作用,赋予报告"生命力"。

(三) 领域更系统

鉴于不同行业社会责任内涵和外延的显著差异,为提升分行业指南的科学性和适用性,在《指南4.0》的修编过程中,将继续采取"逐行业编制、逐行业发布"的模式;同时,在当前企业社会责任向纵深发展,部分社会责任议题重要性凸显和越来越多企业发布社会责任议题报告的背景下，在《指南4.0》的修编过程中，还将采取"逐议题编制、逐议题发布"的模式。从而构建"1（基础框架）＋N（分行业指南）＋M（分议题指南）"的指南系列，进一步提升指南的系统性和适用性。

（四）内容更科学

指标上，《指南4.0》在编写过程中对指标体系进行了大幅更新，合并《指南3.0》中重复的指标，精简《指南3.0》冗杂的指标，更新部分指标的描述解释。对原有指标体系中的报告前言、责任管理、环境绩效三个板块子指标进行重新调整分类；广泛吸纳社会责任最新倡议、指标或指南，融合了包括全球报告倡议组织（GRI）社会责任指标G－standards，联合国可持续发展目标（SDGs）和香港联交所《环境、社会及管治报告指引》（ESG）等国内外最新主流指标体系，并结合了中国社会责任政策趋势。

流程上，企业社会责任在中国经过十年发展，发布社会责任报告的企业逐年增加。编制报告作为社会责任管理体系中的重要专项工作，部分企业仍然对如何科学、系统地编制一本社会责任报告存在疑惑。因此，《指南3.0》我们首次提出通过对社会责任报告进行全生命周期管理，充分发挥报告在加强利益相关方沟通、提升企业社会责任管理水平两方面的作用。在《指南4.0》中，我们进一步优化报告过程管理，将原有的7过程要素变更为8过程要素，进一步理清报告编写脉络，并明确各阶段任务和目标，以期有效提升社会责任报告的质量。

三、指南使用

（一）参考《指南4.0》的指标体系编写报告

企业在编写社会责任报告过程中，按照《指南4.0》确定的议题和指标确定本企业社会责任报告框架和内容，并提供报告内容与《指南4.0》指标体系的索引表。

（二）严格按照《指南4.0》的流程编写报告

企业在编写社会责任报告的过程中，严格按照《指南4.0》确定的报告流程编写,扎实完成报告编写的各个环节,重视流程管控,提升报告质量。

(三) 严格按照《指南4.0》的方法提升报告价值

企业在编制报告的过程中和报告编制完成后,严格按照《指南4.0》确定的方法提升报告的价值。做好利益相关方的重点回应、过程参与和影响传播,实现报告价值。

(四) 申请参加"中国企业社会责任报告评级"

报告评级是对企业社会责任报告的第三方认证,鼓励企业按照《指南4.0》编写报告后向中国企业社会责任报告评级专家委员会申请评级。

四、第三方质量保证

第三方质量保证的目的是改善社会责任报告的可信度,弥合报告企业与报告读者之间的信任鸿沟,最终提升社会责任报告的有用性。第三方质量保证根据保证提供的主体不同,通常有以下三种方式:

● 由有影响力的利益相关方或者社会责任领域专家发表的第三方评论。评论的内容主要包括对企业管理、业绩和社会责任进展的意见和建议,但不包括对报告信息的质量等问题发表正式结论。

● 由行业协会、咨询机构等非专业机构提供的第三方评论。评论的内容主要包括对企业管理业绩、社会责任进展的意见和建议,有些评论包括对企业社会责任报告质量的评论,但这些结论通常是非正式的。

● 由专业验证机构提供的正式验证声明,并出具验证报告。该声明是系统的、以证据为基础的结果,验证人员根据报告质量和数据得出正式结论。

目前,国际上应用最广泛、影响力最大的标准是由国际审计与鉴证准则委员会 (International Auditing and Assurance Standard Board,IAASB) 发布的 ISAE3000 和 Accountability 发布的 AA1000 审验标准。在国内,应用最广泛的第三方质量保证标准是由中国社会科学院经济学部企业社会责任研究中心发布的《中国企业社会责任报告评级标准》。

（一）ISAE3000 标准

ISAE3000 标准主要指"适用于对历史信息以外的其他财务资料的审验的验证服务国际标准"。该标准主要有如下特点：

第一，将审验保证程度分为合理保证和有限保证。标准规定，所有的外部审验活动都应说明其程序的保证程度，以缩小信息使用者对审验可靠性的期望与其实际效力之间的差距，允许审验人员在合理保证或有限保证两个不同层次的保证基础上对报告信息做出保证。

第二，取消对报告标准的限制。由于社会责任报告在国际上并未形成强制性标准，不同国家和地区的社会责任标准也不尽相同，所以 ISAE3000 取消了对报告标准的限制，即当审验人员不清楚报告编制标准或标准不充分的情况下也可以接受该验证任务。

第三，审验声明的形式。审验人员在签署最后声明时应清楚阐述他们从被审验文件的信息中所得到的结论。在有限保证时，这一判断必须用消极方式表述，即对所收集要素的测试并不意味着该公司完全真实准确地报告了其业绩；在合理保证时，则应采取积极方式描述。

（二）AA1000 系列标准

AA1000 系列标准的目的是提高组织在可持续发展方面的业绩表现，它包括一套创新性的标准、指引和使用者附注。现行的 AA1000 系列标准由三个标准组成：AA1000 原则标准（AA1000APS）、AA1000 审验标准（AA1000AS）和 AA1000 利益相关方参与标准（AA1000SES）。AA1000 审验标准具有如下特点：

第一，将利益相关方置于审验的核心。AA1000 审验标准是评价一个组织是否对其利益相关方尽责的有力衡量标准，把利益相关方置于审验的核心，并特别关心他们的意见和反馈。审验程序所带来的价值增值无论对内部管理者还是外部利益相关者来说都是至关重要的。

第二，具有充分的灵活性。AA1000 审验标准为社会责任审验提供了一个严格的框架，同时又为其适应不同组织机构环境提供了充足的灵活性。

第三，全方位的审验标准。AA1000 审验标准为组织机构提供了在不同认证体系内获取信息并起作用的途径，这些体系包括可持续发展的一些特定方面，比如可持续森林管理认证体系、公平贸易标签体系或环境管理体系。它提供了一个可信赖而又客观的平台，这个平台使可持续的非财务因素与传统的财务报告和审验联系起来。

（三）《中国企业社会责任报告评级标准》

《中国企业社会责任报告评级标准》是由中国社会科学院经济学部企业社会责任研究中心联合国内社会责任研究专家共同研发的报告评级标准。自 2009 年中国企业社会责任报告评级专家委员会成立以来，迄今已为包括中央企业、地方企业、民营企业和外资企业在内的 400 份社会责任报告进行评级。特别是 2016 年评级企业当年突破 65 家，五星级报告由 2015 年的 23 家增至 31 家，评级专家委员会"科学、公正、开放"的评价结果和工作模式得到了社会各界的一致好评。

【评级主体】

中国企业社会责任报告评级专家委员会是企业社会责任报告评级的领导机构与执行机构，是由中国企业社会责任研究及实践领域的专家组成的开放性机构。委员会采取开放、灵活的工作模式，根据申请报告评级企业的行业属性等特征，选取 3 名委员组成评级专家委员小组。报告内容评级之前，由评级事务联络人组成的资料审核小组赴企业所在地，对企业社会责任报告的流程和价值做实地评估，将评估结果与企业社会责任报告一并提交专家，专家委员小组对报告分别进行总体评级，由评级小组组长综合专家意见确定报告最终级别、出具评级报告。根据企业要求，委员会可组织专家与企业就提高社会责任报告质量、规范社会责任报告编制流程等问题进行深入沟通。

【评级流程】

（1）企业根据自愿原则向中国社会科学院经济学部企业社会责任研究中心提出正式的报告评级申请，并与中心达成报告评级协议。

（2）在评级专家委员会中抽取专家成立报告评级小组，报告评级小组由专家委员和评级事务联络人组成，联络人一般由中心工作人员组成，完成实地评估。

（3）评级事务联络人赴企业所在地对其社会责任报告流程和价值进行评估，

评估结果交评级小组参考。

（4）专家委员小组成员根据评级标准和《中国企业社会责任报告编写指南（CASS－CSR 4.0)》对企业社会责任报告分别进行打分。

（5）评级小组组长综合专家意见后形成评级报告，委员会主席审签。

（6）组织专家与企业进行后续沟通及报告改进。

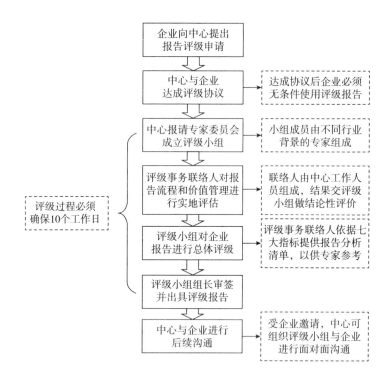

图1－3　中国企业社会责任报告评级流程

五、指南生态

中国社会科学院经济学部企业社会责任研究中心自2009年推出《指南1.0》以来，以指南为基础，已经衍生研发出《中国企业社会责任蓝皮书》《中国企业社会责任报告白皮书》等权威学术著作，总结中国年度社会责任进展，展望未来发展趋势；以指南为依据，开展"中国企业社会责任报告评级"，建立权威的社会责任报告评价体系，为企业更好地编写社会责任报告做出专业指导；同时，围绕企业社会责任报告，搭建高端平台，组织高端会议，促进企业社会责任报告交流与合作。逐步形成以指南为核心，服务权威著作，延伸专业评价，支撑高端平台和活动的指南使用生态系统。

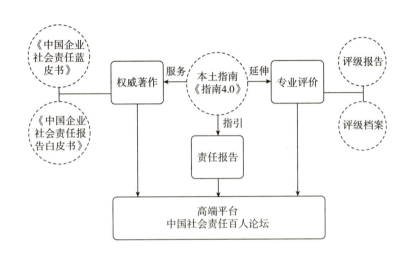

图1-4 指南生态系统

（一）指南与《中国企业社会责任蓝皮书》

《中国企业社会责任蓝皮书》以指南为依据，结合年度 CSR 发展新趋势、新特点，开发社会责任评价指标体系，通过公开渠道收集企业社会责任信息，在对指标进行赋权的基础上形成年度社会责任发展指数。企业社会责任发展指数是对企业社会责任管理体系建设的现状和社会/环境信息披露水平进行评价的综合指数，根据评价对象的不同可产生不同的指数分类，进而形成中国企业社会责任发展系列指数。自 2009 年开始，中国社会科学院经济学部企业社会责任研究中心每年编著的《中国企业社会责任蓝皮书》，形成《中国企业社会责任研究报告》发布中国企业社会责任发展指数，评价年度的社会责任管理状况和社会/环境信息披露水平，辨析中国企业社会责任发展进程的阶段性特征，为深入研究中国企业社会责任现状提供基准性参考。研究报告对中国企业 300 强、国有企业 100

强、民营企业100强、外资企业100强、省域国有企业以及16个重点行业的企业社会责任发展水平进行评价，研究中国企业社会责任年度最新进展，以期促进中国企业社会责任又好又快发展。

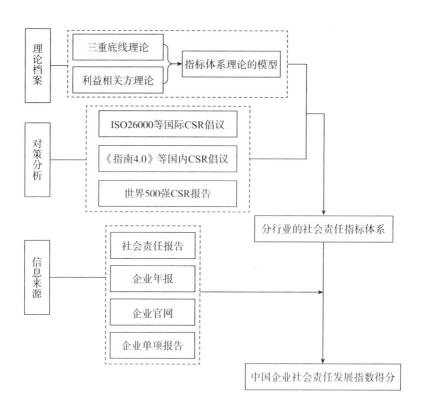

图1-5　中国企业社会责任发展指数研究路径

【成果特点】

影响广泛：中国企业社会责任领域最具权威性的研究，每年均得到中央电视台、新华网、人民网等数十家新闻媒体的持续跟踪报道，社会影响广泛。

解读权威：以中国100强系列企业为研究对象，详细解读了不同性质企业在社会责任方面的阶段性特征；以电力、银行等10多个重点行业为研究对象，探究不同行业社会责任管理水平和社会责任信息披露水平。

行业领先：研究成果得到国内外大型企业和各大行业广泛关注和评价，成为中国企业社会领域领先的行业性研究成果。

（二）指南与《中国企业社会责任报告白皮书》

自 2011 年开始，中国社会科学院经济学部企业社会责任研究中心与新华网连续六年联合发布《中国企业社会责任报告白皮书》。报告以《中国企业社会责任报告指南（CASS - CSR4.0）》和《中国企业社会责任报告评级标准》为评价依据，以企业社会责任报告的信息披露质量及报告管理水平为评价内容，对年度发布的所有报告进行逐一评价，分析我国企业社会责任报告发展阶段性特征。多角度、全方位反映我国企业社会责任报告的阶段性特征。

【成果特点】

（1）影响广泛：数十家新闻媒体专版报道，业内影响力大。

（2）解读权威：从发布数量、分布地域、企业性质、所在行业、报告篇幅、参考标准、报告内容等角度，辨析每年中国企业社会责任报告的最新进展，进一步推动报告水平的提升。

（3）案例丰富：选取行业前沿的企业如中石化集团、国家开发投资公司、中国三星、现代汽车等企业社会责任报告的优秀案例，供参考借鉴。

（三）指南与中国企业社会责任报告评级

"中国企业社会责任报告评级"是由中国社会科学院经济学部企业社会责任研究中心发起成立"中国企业社会责任报告评级专家委员会"所提供的一项专业服务，依据《中国企业社会责任报告编写指南》和《中国企业社会责任报告评级标准》，对企业年度发布的社会责任报告进行评级并出具评级报告。旨在通过报告评级向企业提供专业意见，为企业社会责任工作提供智力支持，改进我国企业社会责任工作现况；以报告促管理，充分发挥报告在利益相关方沟通、企业社会责任绩效监控方面的作用，将报告作为提升公司社会责任管理水平的有效工具。

【成果特点】

专家权威："中国社会责任报告评级专家委员会"由来自国务院国资委、国务院扶贫办、中国社会科学院、清华大学、中山大学、中企联、中电联、联合国全球契约网络、中国企业公民委员会、新华网等机构的知名社会责任专家组成。

评价全面：对报告的内容维度、流程维度、价值维度和创新维度进行全方位评级，出具专家签署的评级报告。最终结果通过星级呈现，分别为五星级（卓越）、四星半级（领先）、四星级（优秀）、三星半级（良好）等。

建议专业：评估人员赴参评企业进行面对面沟通，指导企业社会责任报告管理工作；评级专家对社会责任报告"把脉"，出具《报告评级改进建议书》，提升报告质量。

推广多元：通过《中国企业社会责任报告白皮书》（已连续发布6年）、社会责任领域高端峰会、责任云微信公众号、评级档案等方式进行全方面宣传和展示企业报告及履责实践。

【成果回顾】

截至 2017 年 10 月底，评级专家委员会已经为 400 份社会责任报告提供评级，报告评级服务已经成为国内最权威、受企业广泛认可的企业社会责任报告第三方评价。

表 1-1　单位列表

2010 年（10 家）	2011 年（22 家）	2012 年（43 家）	2013 年（60 家）	2014 年（61 家）	2015 年（65 家）	2016 年（66 家）	2017 年（73 家）
中石化集团	南方电网	中石化股份	中国建材	中国移动	中国石化	中国华电	中国移动
中石化股份	中国电信	中国华能	中国建筑	中国海油	神华集团	中国一汽	中国人保
民生银行	中国华能	中国铝业	中煤集团	中粮集团	北控集团	中国建筑	中国交建
中国华能	中石化集团	华润集团	中国海油	中航工业	国投	中国建材	海立股份
中国华电	中石化股份	神华集团	中国联通	中国交建	光大银行	远洋集团	丰田中国
中国大唐	中国黄金	中国电科	中国电子	国机集团	三元食品	佳能中国	华润电力
中钢集团	远洋地产	新兴际华	北汽集团	海航集团	台达中国	松下（中国）	保利协鑫
南方电网	中国电科	广东粤电	中国三星	松下（中国）	上汽大众	现代汽车	LG化学
马钢集团	中国兵装	佳能（中国）	斗山（中国）	丰田（中国）	LG（中国）	民生银行	佳能中国
鞍钢集团	……	……	……	……	……	……	……

(四) 中国社会责任百人论坛

《指南4.0》以及由指南支撑的权威著作《中国企业社会责任蓝皮书》《中国企业社会责任报告白皮书》，由指南延伸的专业评价和由指南指引的社会责任报告都将在中国社会责任百人论坛框架下进行价值延伸。通过责任百人会议发布相关成果，通过责任百人文库打造成果品牌，通过责任百人讲堂进行成果分享，通过责任百人调研提升成果影响。

"中国社会责任百人论坛"（以下简称"责任百人论坛"，英文名称为 China Social Responsibility 100 Forum），是由致力于推动中国社会责任发展的专家学者、企业家、社会活动家等自发建立的公益性机制，是中国社会责任领域的高端平台。

责任百人论坛通过持续举办重点热点问题研讨会、重要成果发布会等，实现汇聚责任思想、共享责任成果、提升履责绩效的论坛宗旨，为政府推进社会责任发展建言献策，为企业履行社会责任指明方向，助力中国走出一条经济繁荣、社会进步、环境优美的可持续发展之路，携手共筑"中国梦"。

责任百人论坛主要活动：

● 责任百人会议。

➤ 年会。

每年1月举办，总结年度工作，发布年度重要成果，讨论新一年工作计划。北京社会责任展持续组织并发布中国企业在社会责任、公益扶贫、标准、行业等年度研究报告，并设立主题展厅，展现优秀企业社会责任实践。

➤ 重大热点研讨会。

发布论坛成员的重要研究成果，就重大热点社会/环境问题进行深度研讨，为社会责任事业的发展建言献策。

● 责任百人文库。

➤ 社会责任系列研究报告。

开展社会责任蓝皮书、公益蓝皮书、企业扶贫蓝皮书、汽车行业社会责任蓝皮书、报告编写标准、海外社会责任、上市公司社会责任蓝皮书等一系列研究。

➤ 百人论坛会刊。

汇编每期会议精彩演讲，摘录年度重要成果，定期出版发布。

● 责任百人讲堂。

组织开展公益讲堂、责任官、MBA 系列社会责任培训和讲座。

● 责任百人调研。

组织开展走进理事单位、分享责任中国行等社会责任调研和交流活动。

中国社会责任百人论坛发起人名单（截至 2018 年 1 月）

李　扬　中国社会科学院学部委员、国家金融与发展实验室理事长

解思忠　原国务院国资委监事会主席

彭华岗　国务院国有资产监督管理委员会副秘书长

欧晓理　国家发改委西部司巡视员

郭秀明　工业和信息化部政策法规司副巡视员

张晓刚　国际标准化组织（ISO）主席

刘兆彬　中国质量万里行促进会会长

曹宏瑛　中国外商投资企业协会常务副会长

李　玲　中国外商投资企业协会副会长

王幼燕　中国电子信息联合会副秘书长

宋志平　中国建材集团有限公司董事长

王小康　全国政协委员、原中国节能环保集团公司董事长

郑崇华　台达集团创办人暨荣誉董事长

刘　冰　中国黄金集团董事、总经理、党委副书记

史正江　中国南方电网公司党组副书记、副总经理

蓝　屹　华润集团秘书长、办公厅主任

陈建军　圣象集团总裁

张　凯　松下（中国）有限公司副总裁

潘家华　中国社会科学院城市发展与环境研究所所长

黄群慧　中国社会科学院工业经济研究所所长

张　翼　中国社会科学院社会发展战略研究院院长、党委书记

邓国胜　清华大学公益慈善研究院副院长

张洪忠 北京师范大学新闻传播学院副院长、教授

吕　朝 恩派（NPI）公益组织发展中心创始人、主任

宝　山 北大纵横管理咨询集团高级合伙人

吕建中 博然思维集团合伙人

钟宏武 中国社会科学院企业社会责任研究中心主任（论坛秘书长）

张　蒽 中国社会科学院企业社会责任研究中心常务副主任

● 中国社会责任百人论坛理事会。

责任百人论坛设立企业理事会，吸纳在行业内有一定影响力，具有较强社会责任感和良好声誉的企业加入。

中国社会责任百人论理事会单位名单（截至 2018 年 1 月）

理事长单位：

中国石化、国投、招商局、华润集团、南方电网、东风汽车、中国一汽、中国华电、中国电建、中国旅游集团、中国黄金、华润电力、民生银行、阿里巴巴、海航集团、伊利、圣象集团、中国三星、现代汽车、台达集团、松下（中国）、LG 化学（中国）

副理事长单位：

中国兵工、中国移动、华润健康、安利（中国）

责任百人论坛设立秘书处，作为日常办事机构。

● 百人论坛活动大事记。

➢ 2016 年 10 月百人论坛正式成立，以国内知名社会责任领域专家学者、企业家等作为发起人，以优秀中外企业为理事单位，通过持续举办重点热点议题研讨会、重要成果发布会等，实现汇聚责任思想、共享责任成果、提升履责绩效的论坛宗旨，为政府推进和企业履行社会责任建言献策，助力美丽中国建设。

➢ 2017 年 1 月，召开"中国社会责任百人论坛——第五届分享责任年会"，会上举行百人论坛成员聘任仪式；首次发布《中资企业海外社会责任蓝皮书（2016～2017）》《中国电建印尼可持续发展报告》和《中国企业社会责任年鉴（2016）》，连续第 8 年发布《中国企业社会责任

研究报告（2016）》等多项研究成果，受到央视等主流媒体的争相报道，在行业内引起极大反响；并对年度企业进行了表彰。

➤ 2017 年 2 月 27 日，"责任百人咖啡——《中国社会责任百人论坛》首发式暨首届 CSR 报告沙龙"在北京社科 1978 咖啡举办。来自政府部门、教研机构、国内外大型企业等机构代表 60 余人参加。

➤ 2017 年 3 月，举办首届中国企业社会责任百人讲堂暨中国社会科学院研究生院 MBA《企业社会责任》必修课，致力于推动中国企业社会责任知识普及和责任意识提高，受益学员累计达 150 人。

➤ 2017 年 5 月，举办首届"中国社会责任百人论坛——'可感知的'责任品牌创享会（2017）"，旨在携手共探我国企业责任品牌建设问题，推动中国企业责任品牌更好、更快发展。活动组织策划开展了"首届你心目中最牛责任品牌"微信投票活动，会上也正式公布了首届"你心目中最牛责任品牌"评选结果，整个活动阅读量超过 100 万次，共有 782099 人参与，收到投票 525034 张。同日下午，召开首届理事会单位闭门会。

➤ 随着《巴黎协定》正式生效，应对气候变化成为全球共同关注的热点问题。2017 年 6 月 16 日在北京艾维克酒店召开首届《中国企业应对气候变化自主贡献研究报告》发布会。发改委、社会科学院等机构专家和优秀企业代表共同分享和探讨节能降碳政策、理论和实践，会上发布《中国企业应对气候变化自主贡献研究报告》，并为入选研究报告优秀案例的企业颁发证书。

➤ 2017 年 8 月 9～11 日，"中国社会责任百人讲堂——第九期责任官公益培训计划"在苏州开讲，广泛传播企业社会责任理念，提升企业社会责任意识，参与培训学员达 200 人，首次创新责任大联欢更是精彩纷呈。

➤ 2017 年下半年，中国社会责任百人论坛组织策划了"分享责任中国行（2017）"活动，走进四川成都和西藏林芝地区，参观调研中国企业在节能环保以及精准扶贫领域做出的努力与贡献，深入挖掘企业履行社会责任的优秀实践，并授予中国节能和中国华能"企业社会责任示范基地"。世界行（2017）先后奔赴泰国、印度尼西亚、埃塞俄比亚、韩国、老挝等国家调研学习。

➤ 2017 年 11 月，召开"2017 中国社会百人论坛暨首届北京社会责任展"，会上举行百人论坛发起人及理事单位代表集中亮相仪式;连续第9年发布《企业社会责任蓝皮书(2017)》,首次发布中国上市公司ESG指数、《家电企业社会责任蓝皮书(2017)》和本土第一大应用标准《中国企业社会责任报告指南4.0》,连续第2年发布《汽车企业社会责任蓝皮书(2017)》和《企业扶贫蓝皮书(2017)》等多项研究成果,受到人民网、新华网等主流媒体的争相报道,在行业内引起极大反响。

➤ 2018年1月8日,召开"中国社会责任百人论坛——首届责任传播年会暨2017年度优秀责任报道发布会",活动旨在加深媒体人对企业社会责任的认知,推动媒体关注企业社会责任,发挥媒体的力量推动中国企业社会责任的发展。本次会议表彰了2017年度企业社会责任领域的政策报道奖、案例报道奖、行业报道奖、人物报道奖及成果报道奖五类奖项,45篇稿件获得优秀或入围奖,包括人民日报、经济日报、中央电视台、新华网等在内的29家媒体的记者获得优秀报道奖。

六、与《指南3.0》对应表

《指南4.0》对报告指标体系进行了大幅修订,具体指标含义和解读可参考第四章"报告指标详解"。

(一) 报告前言(P系列)

表1-2 《指南4.0》与《指南3.0》的报告前言对比表

《指南3.0》		《指南4.0》	
报告规范 (P1)	P1.1 报告质量保证程序 P1.2 报告信息说明 P1.3 报告边界 P1.4 报告体系 P1.5 联系方式	报告规范 (P1)	P1.1 质量保证 P1.2 信息说明 P1.3 报告体系
报告流程 (P2)	P2.1 报告编写流程 P2.2 报告实质性议题选择程序 P2.3 利益相关方参与报告编写过程的程序和方式	高管致辞 (P2)	P2.1 履行社会责任的形势分析与战略考量 P2.2 年度社会责任工作进展

续表

	《指南3.0》			《指南4.0》	
高管致辞（P3）	P3.1 企业履行社会责任的机遇和挑战 P3.2 企业年度社会责任工作成绩与不足的概括总结		责任聚焦（P3）	P3.1 公司年度社会责任重大事件 P3.2 社会责任重点议题进展及成效 P3.3 支持和参与全面深化改革	
企业简介（P4）	P4.1 企业名称、所有权性质及总部所在地 P4.2 企业主要品牌、产品及服务 P4.3 企业运营地域，包括运营企业、附属及合营机构 P4.4 按产业、顾客类型和地域划分的服务市场 P4.5 按雇佣合同（正式员工和非正式员工）和性别分别报告从业员工总数 P4.6 列举企业在协会、国家组织或国际组织中的会员资格或其他身份 P4.7 报告期内关于组织规模、结构、所有权或供应链的重大变化		企业简介（P4）	P4.1 组织架构及运营地域 P4.2 主要产品、服务和品牌 P4.3 企业规模与影响力 P4.4 报告期内关于组织规模、结构、所有权或供应链的重大变化	
年度进展（P5）	P5.1 年度社会责任重大工作 P5.2 年度责任绩效 P5.3 年度责任荣誉				

（二）责任管理（G系列）

表1-3 《指南4.0》与《指南3.0》的责任管理对比表

	《指南3.0》			《指南4.0》	
责任战略（G1）	G1.1 社会责任理念、愿景、价值观 G1.2 企业签署的外部社会责任倡议 G1.3 辨识企业的核心社会责任议题 G1.4 企业社会责任规划		愿景（G1）	G1.1 企业使命、愿景、价值观 G1.2 企业社会责任理念或口号	
责任治理（G2）	G2.1 社会责任领导机构 G2.2 利益相关方与企业最高治理机构之间沟通的渠道或程序 G2.3 社会责任组织体系 G2.4 企业内部社会责任的职责与分工 G2.5 社会责任管理制度		战略（G2）	G2.1 重大性社会责任议题识别与管理 G2.2 社会责任战略规划与年度计划 G2.3 推动社会责任融入企业发展战略与日常经营 G2.4 塑造有影响、可持续的责任品牌	

续表

《指南3.0》		《指南4.0》	
责任融合 （G3）	G3.1 推进下属企业社会责任工作 G3.2 推动供应链合作伙伴履行社会责任	组织 （G3）	G3.1 企业高层支持和推动社会责任工作 G3.2 社会责任领导机构及工作机制 G3.3 社会责任组织体系及职责分工
责任绩效 （G4）	G4.1 构建企业社会责任指标体系 G4.2 依据企业社会责任指标进行绩效评估 G4.3 企业社会责任优秀评选 G4.4 企业在经济、社会或环境领域发生的重大事故，受到的影响和处罚以及企业的应对措施	制度 （G4）	G4.1 制定社会责任管理制度 G4.2 构建社会责任指标体系 G4.3 开展社会责任课题研究
责任沟通 （G5）	G5.1 企业利益相关方名单 G5.2 识别及选择利益相关方的程序 G5.3 利益相关方的关注点和企业的回应措施 G5.4 企业内部社会责任沟通机制 G5.5 企业外部社会责任沟通机制 G5.6 企业高层领导参与的社会责任沟通与交流活动	文化 （G5）	G5.1 组织开展社会责任培训 G5.2 开展社会责任考核或评优
责任能力 （G6）	G6.1 开展CSR课题研究 G6.2 参与社会责任研究和交流 G6.3 参加国内外社会责任标准的制定 G6.4 通过培训等手段培育负责任的企业文化	参与 （G6）	G6.1 识别和回应利益相关方诉求 G6.2 企业主导的社会责任沟通参与活动 G6.3 机构参与或支持外界发起的经济、环境、社会公约、原则或其他倡议

（三）市场绩效（M系列）

表1-4 《指南4.0》与《指南3.0》的市场绩效对比表

《指南3.0》		《指南4.0》	
股东责任 （M1）	M1.1 股东参与企业治理的政策和机制 M1.2 保护中小投资者利益 M1.3 规范信息披露 M1.4 成长性 M1.5 收益性 M1.6 安全性	股东责任 （M1）	M1.1 规范公司治理 M1.2 最高治理机构及其委员会的提名和甄选过程 M1.3 反腐败 M1.4 合规信息披露 M1.5 保护中小投资者利益 M1.6 成长性 M1.7 收益性 M1.8 安全性

续表

《指南3.0》		《指南4.0》	
客户责任 （M2）	M2.1　客户关系管理体系 M2.2　产品知识普及或客户培训 M2.3　客户信息保护 M2.4　止损和赔偿 M2.5　产品质量管理体系 M2.6　产品合格率 M2.7　支持产品服务创新的制度 M2.8　科技或研发投入 M2.9　科技工作人员数量及比例 M2.10　新增专利数 M2.11　新产品销售额 M2.12　重大创新奖项 M2.13　客户满意度调查及客户满意度 M2.14　积极应对客户投诉及客户投诉解决率	客户责任 （M2）	M2.1　医疗质量管理体系 M2.2　医护人员从业资格 M2.3　医疗质量安全教育 M2.4　医疗风险控制管理体系 M2.5　提升护理安全 M2.6　保障用药安全 M2.7　处方合格率 M2.8　甲级病案率 M2.9　医疗责任事故发生数 M2.10　药品质量事故发生数 M2.11　综合医疗服务能力 M2.12　提升医疗信息化水平 M2.13　提升医疗服务便利性 M2.14　医疗服务创新 M2.15　特殊医疗服务 M2.16　保障价格合理 M2.17　降低医疗成本 M2.18　医疗服务信息公开 M2.19　患者关爱 M2.20　应对医疗投诉与纠纷 M2.21　医疗纠纷发生数 M2.22　患者投诉解决率 M2.23　患者隐私保护 M2.24　患者满意度 M2.25　坚持创新驱动 M2.26　创新投入 M2.27　新增专利数 M2.28　重大创新奖项 M2.29　科技成果产业化
伙伴责任 （M3）	M3.1　战略共享机制及平台 M3.2　诚信经营的理念及制度保障 M3.3　公平竞争的理念及制度保障 M3.4　经济合同履约率 M3.5　识别并描述企业的价值链及责任影响 M3.6　企业在促进价值链履行社会责任方面的倡议和政策 M3.7　企业对价值链成员进行的社会责任教育、培训	伙伴责任 （M3）	M3.1　诚信经营 M3.2　经济合同履约率 M3.3　公平竞争 M3.4　战略共享机制和平台 M3.5　尊重和保护知识产权 M3.6　助力行业发展 M3.7　针对供应商的社会责任政策、倡议和要求

《指南3.0》		《指南4.0》	
伙伴责任 （M3）	M3.8 公司责任采购的制度及（或）方针 M3.9 供应商社会责任评估和调查的程序和频率 M3.10 供应商通过质量、环境和职业健康安全管理体系认证的比率 M3.11 供应商受到经济、社会或环境方面处罚的个数 M3.12 责任采购比率	伙伴责任 （M3）	M3.8 因为社会责任不合规被否决的潜在供应商数量 M3.9 供应商社会责任日常管理机制 M3.10 供应商社会责任审查的流程与方法 M3.11 报告期内审查的供应商数量 M3.12 因为社会责任不合规被终止合作的供应商数量 M3.13 供应商社会责任绩效考核与沟通 M3.14 供应商社会责任培训 M3.15 供应商社会责任培训绩效

（四）社会绩效（S 系列）

表1–5 《指南4.0》与《指南3.0》的社会绩效对比表

《指南3.0》		《指南4.0》	
政府责任 （S1）	S1.1 企业守法合规体系 S1.2 守法合规培训 S1.3 禁止商业贿赂和商业腐败 S1.4 企业守法合规审查绩效 S1.5 纳税总额 S1.6 响应国家政策 S1.7 确保就业及（或）带动就业的政策或措施 S1.8 报告期内吸纳就业人数	政府责任 （S1）	S1.1 企业守法合规体系建设 S1.2 守法合规培训 S1.3 纳税总额 S1.4 支持和参与全面深化改革 S1.5 带动就业 S1.6 报告期内吸纳就业人数
员工责任 （S2）	S2.1 劳动合同签订率 S2.2 集体谈判与集体合同覆盖率 S2.3 民主管理 S2.4 参加工会的员工比例 S2.5 通过员工申诉机制申请、处理和解决的员工申诉数量 S2.6 雇员隐私管理 S2.7 兼职工、临时工和劳务派遣工权益保护 S2.8 按运营地划分的员工最低工资和当地最低工资的比例 S2.9 社会保险覆盖率	员工责任 （S2）	S2.1 员工构成情况 S2.2 平等雇用 S2.3 劳动合同签订率 S2.4 民主管理 S2.5 女性管理者比例 S2.6 雇员隐私管理 S2.7 反强迫劳动和骚扰虐待 S2.8 多元化和机会平等 S2.9 人均带薪年休假天数 S2.10 薪酬与福利体系 S2.11 职业健康管理 S2.12 工作环境和条件保障

续表

《指南3.0》		《指南4.0》	
员工责任 （S2）	S2.10　超时工作报酬 S2.11　每年人均带薪年休假天数 S2.12　按雇用性质（正式、非正式）划分的福利体系 S2.13　女性管理者比例 S2.14　少数民族或其他种族员工比例 S2.15　残疾人雇用率或雇用人数 S2.16　职业健康与安全委员会中员工的占比 S2.17　职业病防治制度 S2.18　职业安全健康培训 S2.19　年度新增职业病和企业累计职业病 S2.20　工伤预防制度和措施 S2.21　员工心理健康制度/措施 S2.22　体检及健康档案覆盖率 S2.23　向兼职工、劳务工和临时工及分包商职工提供同等的健康和安全保护 S2.24　员工职业发展通道 S2.25　员工培训体系 S2.26　员工培训绩效 S2.27　困难员工帮扶投入 S2.28　为特殊人群（如孕妇、哺乳妇女等）提供特殊保护 S2.29　尊重员工家庭责任和业余生活，确保工作生活平等 S2.30　员工满意度 S2.31　员工流失率	员工责任 （S2）	S2.13　员工心理健康援助 S2.14　员工培训体系 S2.15　年度培训绩效 S2.16　职业发展通道 S2.17　生活工作平衡 S2.18　困难员工帮扶 S2.19　为员工及家属提供医疗支持（就诊、药品） S2.20　员工满意度 S2.21　员工流失率
安全生产 （S3）	S3.1　安全生产管理体系 S3.2　安全应急管理机制 S3.3　安全教育与培训 S3.4　安全培训绩效 S3.5　安全生产投入 S3.6　安全生产事故数 S3.7　员工伤亡人数	安全生产 （S3）	S3.1　安全生产管理体系 S3.2　安全应急管理机制 S3.3　安全生产投入 S3.4　安全教育与培训 S3.5　安全培训绩效 S3.6　安全生产事故数 S3.7　员工伤亡人数

续表

《指南3.0》		《指南4.0》	
社区责任 （S4）	S4.1 评估企业进入或退出社区时对社区环境和社会的影响 S4.2 新建项目执行环境和社会影响评估的比率 S4.3 社区代表参与项目建设或开发的机制 S4.4 企业开发或支持运营所在社区中的具有社会效益的项目 S4.5 员工本地化政策 S4.6 本地化雇用比例 S4.7 按主要运营地划分，在高层管理者中本地人员的比率 S4.8 本地化采购政策 S4.9 企业公益方针或主要公益领域 S4.10 企业公益基金/基金会 S4.11 海外公益 S4.12 捐赠总额 S4.13 企业支持志愿者活动的政策、措施 S4.14 员工志愿者活动绩效	社区责任 （S4）	S4.1 社区沟通和参与机制 S4.2 员工本地化政策 S4.3 本地化雇用比例 S4.4 本地化采购政策 S4.5 社区义务诊疗 S4.6 医疗援助 S4.7 公益方针或主要公益领域 S4.8 建立公益基金/基金会 S4.9 捐赠总额 S4.10 打造品牌公益项目 S4.11 支持志愿者活动的政策、措施 S4.12 员工志愿者活动绩效 S4.13 响应精准扶贫号召 S4.14 扶贫专项资金投入 S4.15 脱贫人口数量

（五）环境绩效（E系列）

表1-6 《指南4.0》与《指南3.0》的环境绩效对比表

《指南3.0》		《指南4.0》	
绿色运营 （E1）	E1.1 建立环境管理组织体系和制度体系 E1.2 环保预警及应急机制 E1.3 参与或加入环保组织或倡议 E1.4 企业环境影响评价 E1.5 环保总投资 E1.6 环保培训与宣传 E1.7 环保培训绩效 E1.8 环境信息公开 E1.9 与社区沟通环境影响和风险的程序和频率 E1.10 绿色办公措施 E1.11 绿色办公绩效 E1.12 减少公务旅行节约的能源 E1.13 绿色建筑和营业网点	绿色管理 （E1）	E1.1 环境管理体系 E1.2 环保预警及应急机制 E1.3 环保技术研发与应用 E1.4 环境指标统计核算体系方法 E1.5 环保培训和宣教 E1.6 建立绿色供应链 E1.7 支持绿色低碳产业发展 E1.8 环保总投资 E1.9 应对气候变化 E1.10 碳强度

续表

《指南 3.0》		《指南 4.0》	
绿色工厂 （E2）	E2.1　建立能源管理体系 E2.2　节约能源政策措施 E2.3　全年能源消耗总量 E2.4　企业单位产值综合能耗 E2.5　企业使用新能源、可再生能源或清洁能源的政策、措施 E2.6　新能源、可再生能源或清洁能源使用量 E2.7　减少废气排放的政策、措施或技术 E2.8　废气排放量及减排量 E2.9　减少废水排放的制度、措施或技术 E2.10　废水排放量及减排量 E2.11　减少废弃物排放的制度、措施或技术 E2.12　废弃物排放量及减排量 E2.13　发展循环经济政策、措施 E2.14　再生资源循环利用率 E2.15　建设节水型企业 E2.16　年度新鲜水用水量/单位工业增加值新鲜水耗 E2.17　中水循环使用量 E2.18　减少温室气体排放的计划及行动 E2.19　温室气体排放量及减排量	绿色生产 （E2）	E2.1　绿色采购 E2.2　提高能源使用效率 E2.3　全年能源消耗总量及减少量 E2.4　单位产值综合能耗 E2.5　使用清洁能源的政策、措施 E2.6　清洁能源使用比例 E2.7　节约水资源政策、措施 E2.8　年度新鲜水用水量 E2.9　减少废气排放的政策、措施或技术 E2.10　废气排放量及减排量 E2.11　减少废水排放的制度、措施或技术 E2.12　废水排放量及减排量 E2.13　医疗废弃物处置措施 E2.14　减少医疗废弃物排放的制度、措施或技术 E2.15　医疗废弃物排放量及减排量 E2.16　发展循环经济政策、措施 E2.17　循环经济发展绩效 E2.18　节约能源的政策及措施 E2.19　减少温室气体排放的计划及行动 E2.20　温室气体排放量及减排量
绿色产品 （E3）	E3.1　供应商通过 ISO14000 环境管理体系认证的比例 E3.2　提升供应商环境保护意识和能力的措施 E3.3　供应商受到环保方面处罚的个数和次数 E3.4　支持绿色低碳产品的研发与销售 E3.5　废旧产品回收的措施和绩效 E3.6　包装减量化和包装物回收的政策和绩效		
绿色生态 （E4）	E4.1　保护生物多样性 E4.2　在工程建设中保护自然栖息地、湿地、森林、野生动物廊道、农业用地 E4.3　生态恢复与治理 E4.4　生态恢复治理率 E4.5　环保公益活动	绿色运营 （E3）	E3.1　绿色办公措施 E3.2　绿色办公绩效 E3.3　保护生物多样性 E3.4　环保公益活动

（六）报告后记（A 系列）

表 1－7 《指南 4.0》与《指南 3.0》的报告后记对比表

《指南 3.0》		《指南 4.0》	
（A1）	未来计划：公司对社会责任工作的规划	（A1）	未来计划：公司对社会责任工作的规划
		（A2）	关键绩效表：企业年度社会责任关键数据的集中展示
		（A3）	企业荣誉表：企业年度社会责任重要荣誉的集中展示
（A2）	报告评价：社会责任专家或行业专家、利益相关方或专业机构对报告的评价	（A4）	报告评价：社会责任专家或行业专家、利益相关方或专业机构对报告的评价
（A3）	参考索引：对本指南要求披露指标的采用情况	（A5）	参考索引：对本指南要求披露指标的采用情况
（A4）	意见反馈：读者意见调查表及读者意见反馈渠道	（A6）	意见反馈：读者意见调查表及读者意见反馈渠道

第二章　医疗服务业社会责任

医疗服务业是为全社会提供医疗卫生服务产品的要素、活动和关系的总和。目前在我国，医疗服务业仍然是一种由政府实行一定福利政策的社会公益事业，医治和预防疾病、保障全民身体健康、提高全民身体素质是其最重要的基本功能。医疗服务业是社会保障体系的重要组成部分，与国民经济发展计划和综合财政计划紧密相关。目前，我国医疗卫生服务业的运行主体是各级各类医疗卫生机构，包括医院、疫病控制中心（CDC）、计划生育机构、爱国卫生运动机构以及医疗卫生研究机构等。其中最重要的是各级各类医院。

一、医疗服务业在国民经济中的地位

医疗服务行业是关系国民福祉的民生产业，与人民群众的日常生活息息相关，是满足人民群众防病治病需求，提高生活质量和人口素质的特殊产业，在保证国民经济健康、持续发展中具有积极的、不可替代的、"保驾护航"的作用；医疗服务业在应对重大自然灾害和公共卫生事件中有着不可替代的作用。同时，医疗服务行业作为我国国民经济中的战略性新兴产业、"中国制造2025"的重要部分，能够辐射众多关联产业，促进经济发展，在促进我国经济转型升级过程中发挥重要作用。

（一）满足日益上升的医疗保健需求，提高全民生活质量

医疗服务是特殊的商品和服务，关系到人类的生存和健康，是重大的民生问题。医疗服务行业的发展和壮大能够促进实现"人人享受卫生健康"的目标。

特别是在我国老龄化进程加快、慢性病发病率上升、亚健康现象普遍的当前时期，人们急需提高健康水平，对医疗服务的需求呈现日益上升的趋势，社会医药保健商品的需求弹性系数为 1.37，说明医疗消费水平增长的幅度已明显高于人们生活水平提高的幅度。随着医保体系的日益健全，居民支付能力的增强，人民群众日益提升健康水平的需求逐步得到释放，医疗服务行业在满足人们的医疗保健需求、提高全民生活质量方面具有关键性作用。

（二）提高人口素质，保障经济和社会可持续发展

健康是人力资本的重要组成部分，因此，投资健康事业、发展医疗服务产业具有社会和经济的双重意义。发展医疗服务产业，提高人民健康水平，增加个体和群体的体力和精力，预防疾病发生、增强治疗有效性，降低因疾病带来的经济损失，提高人们的生命价值和质量，维持社会和谐稳定；延长寿命，提高人力资源素质和劳动生产率，创造更多社会财富，促进经济发展。哈佛大学国际发展研究中心的研究表明，30%～40%的亚洲经济奇迹源于健康劳动力。还有研究显示，健康指标每提高 1%，经济增长率就提高 0.05%。从这一层意义来说，发展医疗服务产业，不只是一种投入，更不是增加负担，而是对人力资本这一核心生产力要素的投资，是使经济和社会可持续发展的人力资源基础及保障。

（三）应对自然灾害和公共卫生事件

医疗服务行业的发展可以增强我国应对突发、新发公共卫生事件和重大自然灾害威胁的能力。突发公共卫生事件和重大自然灾害事件复杂多变，其发生的事件、地点、类别等不可预测，一旦发生，短时间内有可能造成大量的人员伤亡和严重的财产损失。医疗应急储备包括消毒药品、常用预防和急救药品、疫苗、医疗卫生设备、诊断试剂的储备以及疾控人员、临床救护、卫生监督等专业人员的设置，这些应对自然灾害和重大公共卫生事件的应急机制，对于有效应对重大突发传染病疫情、重大食物中毒事件，以及安全事故等引发的公共卫生事件具有重要作用。

（四）国民经济中的战略性新兴产业

医疗服务产业是培育战略性新兴产业的重要领域，是关系国计民生的重要产

业。改革开放以来，我国医疗服务行业越来越受到公众和政府的关注。2016 年发布的《"健康中国 2030"规划纲要》提出，要进一步优化政策环境，优先支持社会力量举办非营利性医疗机构，加大政府购买服务的力度、鼓励发展专业性医院管理集团。加强政府监管、行业自律与社会监督，促进非公立医疗机构规范发展。2017 年发布的《国家卫生计生委办公厅关于印发"十三五"健康老龄化规划重点任务分工的通知》提出，要加强医疗卫生服务体系中服务老年人的功能建设。加强康复医院、护理院和综合性医院老年病科建设，大力发展医养结合服务。医疗服务行业正处于一个积极的发展环境当中。

（五）促进产业链发展，辐射关联产业

医疗服务行业是传统产业和现代产业相结合的行业，产业链条长，关联度高。全产业链涉及药材种植、原材料加工、产品研发、药品生产、商业流通、医疗保健、临床诊疗、医疗仪器设备及器械制造等不同的领域，第一产业、第二产业和第三产业都有涉及，影响广泛。随着人们生活水平的提高，对健康越来越看重，促使医疗服务行业向大健康产业发展。其下游产业已慢慢渗透到保健食品、卫生用品、日化产品、休闲健身、健康管理及咨询、医疗旅游、绿色农业等领域。大健康产业辐射和带动的行业呈现越来越广的趋势。

二、医疗服务行业履行社会责任的意义

（一）促进经济可持续发展

医疗服务行业是否较好地履行了社会责任，不仅影响每个个体的身体健康，也影响着全社会劳动力资源的高素质供应。由于现代社会不健康的生活方式泛滥，疾病形式增多，医药研发、临床诊疗成本上涨，使得医疗服务行业的问题更加复杂。积极提升诊疗能力，为公众提供安全有效便捷的公共卫生和医疗服务、公平地分配有限的资源是医疗卫生系统和医疗组织的责任所在。

近年来接连爆出"莆田系"医院、虚假广告、过度治疗、收受回扣、索要

红包等问题，削弱了医疗服务行业的公信力，致使部分医疗服务企业的社会责任缺位成为整个行业发展的障碍。医疗服务行业履行社会责任要放弃不正当竞争手段，规范自身行为，净化竞争环境，使优势企业可以更好地崭露头角，使整个产业步入良性发展阶段。

综上所述，医疗服务企业只有积极履行社会责任，有效分配资源，努力提高科研成果和临床诊疗水平，杜绝商业贿赂行为，促进医疗资源的合理分配和从业人员收入的合理调整，才能保障企业和全行业的良性发展，推动国民经济平稳增长。

（二）促进社会可持续发展

当前，医疗服务行业正在经历着新的挑战与变革：社会变迁和人口结构的变化对医疗服务行业履行社会责任提出新的考验。老年人群是易患病的特殊群体，截至 2017 年底，我国 60 岁及以上老年人口有 2.41 亿人，占总人口的 17.3%。实现"老有所医"既是医疗服务行业面临的机遇，也是整个行业企业的经济责任履行方式。

有研究表明，当前医疗环境下 2/3 的患病人群没有得到充分治疗，甚至没有得到治疗。因此，当前的医疗需求与医疗供给之间仍然存在巨大的鸿沟。2016年 12 月，国务院出台《关于印发"十三五"深化医药卫生体制改革规划的通知》，鼓励社会力量举办医学检验机构、病理诊断机构、医学影像检查机构、消毒供应机构和血液净化机构，鼓励公立医院面向区域提供相关服务，实现区域资源共享。《"健康中国 2030"规划纲要》提出：到 2020 年，建立覆盖城乡居民的中国特色基本医疗卫生制度，人人享有基本医疗卫生服务和基本体育健身服务；到 2030 年，促进全民健康的制度体系更加完善，健康领域发展更加协调，健康生活方式得到普及，健康服务质量和健康保障水平不断提高，健康产业繁荣发展，基本实现健康公平，主要健康指标进入高收入国家行列，人均预期寿命达到79.0 岁，到 2050 年，建成与社会主义现代化国家相适应的健康国家。

医疗服务行业充分履行社会责任，将有效促进医疗服务的多样化供应，满足人民群众日益增长的健康需求，使医疗服务覆盖到更多人群，优化配置医疗资源，使疾病治愈率提高、治愈速度更快，降低医疗成本，减轻社会整体的疾病负担。

（三）促进环境可持续发展

当今世界普遍面临能源紧缺、生态环境恶化等问题。保护环境、节约资源，实施可持续发展战略是 21 世纪重要的使命之一。医疗服务企业履行社会责任的同时，必须积极地探索如何将对环境的负面影响降到最低限度。

首先，制药过程中原料药的生产需要消耗大量的能源和资源，同时产生大量的温室气体和有刺激性气味的气体，应当注意控制生产排放、减轻环境负担。其次，在医疗、预防、保健以及其他相关活动中，会产生大量具有直接或间接感染性、毒性以及其他危害性的医疗废物，具体包括感染性、病理性、损伤性、药物性、化学性废物。这些废物含有大量的细菌性病毒，而且有一定的空间污染、急性病毒传染和潜伏性传染的特征，如不加强管理、随意丢弃，任其混入生活垃圾、流散到人们生活环境中，就会污染大气、水源、土地以及动植物，造成疾病传播，严重危害人的身心健康。最后，医疗科研教学过程中要注意保护生物多样性，注重对动物实验的信息披露，保护并合理开发利用实验动物种质资源，合理开发和利用中药资源，达到资源的可持续利用。

三、医疗服务业社会责任特征及要求

健康是促进人的全面发展的必然要求。提高人民健康水平，实现病有所医，是人类社会的共同追求。在中国这样人口众多的发展中大国，医疗卫生事业关系着亿万人民的健康，是重大的民生问题。因此，医疗服务行业是保障人民健康和生活质量的卫士，对国民经济持续发展、社会不断进步起着保驾护航的作用。

（一）保障医疗质量和安全

医疗服务的质量与安全是行业最本质也是最重要的责任。《关于印发"十三五"深化医药卫生体制改革规划的通知》指出，"鼓励社会力量举办医学检验机构、病理诊断机构、医学影像检查机构、消毒供应机构和血液净化机构"。《"健康中国2030"规划纲要》提出了三个阶段性目标：到 2020 年，建立覆盖城乡居民的中国特色基本医疗卫生制度，人人享有基本医疗卫生服务和基本体育健身服务；到 2030 年，促进全民健康的制度体系更加完善，健康领域发展更加协调，健康生活方式得到普及，健康服务质量和健康保障水平不断提高，健康产业繁荣发展，基本实现健康公平。到 2050 年，建成与社会主义现代化国家相适应的健康国家。因此，我国存在巨大的医疗服务需求缺口和广阔的市场发展空间。但由于医疗服务业的特殊性，在满足需求的同时必须保证服务的质量和安全性。特别是伴随着社会经济的发展和人民群众生活水平的日益提高，人们的健康意识逐渐增强，对医疗卫生服务的要求和期望也越来越高。近年《医疗机构管理条例实施细则》《关于印发医疗消毒供应中心等三类医疗机构基本标准和管理规范（试行）的通知》《国家卫生计生委关于印发康复医疗中心、护理中心基本标准和管理规范（试行）的通知》等规范性文件的出台也对医疗服务行业的服务质量与安全性提出了进一步的要求。

医疗质量和安全责任主要表现在以下两个方面：

第一，医疗质量管理体系的建立和完善。医疗质量直接关系到患者的生命安全和身体健康，是医疗服务组织生存和发展的决定性因素。医疗服务组织应当建立起一套完善的、覆盖全部医疗过程的以患者为中心的质量管理监督体系。依照国家和行业标准建立组织机构、制定质量方针、落实质量职责、编制质量体系文件，完善问责机制、提升监管能力、应用信息化技术等。

第二，保障用药安全。确保药品从研发生产到临床使用的每一步都符合相应的质量管理规范要求。在临床药品使用中，按照规范合理使用处方药、抗菌药，避免用药不当而产生药品不良反应，对于可能出现药物副作用的情况要实施密切监测。

（二）提升医疗服务水平

医疗企业要着力提高自身综合医疗服务能力，加强服务创新，开展多种新型服务，重视患者关爱，为患者提供便利，提高医疗效率，降低医疗成本。

医疗需求的发生常常具有紧急性，对于急危重病人来说，时间就是生命，应确保这类患者的绿色就诊通道，避免病情延误。目前，我国医疗资源的分布尚不平衡，部分地区由于优质医疗资源匮乏，导致集中了较多医疗资源的地区存在患者拥挤的现象，大型综合医院挂号、取药、就诊大排长队，使本就承受着生理和心理双重痛苦的患者更加苦不堪言。为了营造更好的就医体验，减轻患者的就诊压力，医疗服务组织在提供医疗服务的各个阶段中应充分利用互联网信息技术，如提供预约诊疗、为患者提供信息查询和推送服务等新型医疗服务，在很大程度上为患者节约时间并提高诊疗效率。优化诊疗程序，为患者提供便利。此外，开展在线诊疗能够克服空间障碍，及时向患者提供所需的服务，有助于缓解部分地区部分人群医疗需求难以得到满足的难题。同时结合社会发展需要，立足行业特色，提供应对老龄化的解决方案，如开展临终关怀等针对老年人群的特殊服务。

在诊疗过程中应体现关爱患者、救死扶伤的人道主义精神，重视对患者及家属的精神抚慰。医疗服务是一种特殊的服务，关系到患者的健康甚至生命，医疗服务组织不能单纯以成本收益来决定自身产出，应合理降低医疗成本，满足不同经济水平患者的需求。对于贫困患者，应相应借助国家医疗救助和健康扶贫政策，解决贫困人口生命健康的后顾之忧。

（三）妥善处理医患关系

医患关系是医务人员在医疗行为过程中与患者及家属之间产生的一种特定的人际关系。近年来，虽然医疗服务行业的整体医疗技术、硬件设施、医务人员的专业素养在不断改善提高，但医患之间的信任度却越来越低，医疗纠纷频繁发生，医闹事件屡见不鲜，成为影响社会和谐的重要因素。其中重要的原因是患者和医务人员之间存在信息不对称，患者及家属对医学知识缺乏足够的了解，加之疾病带来的身心痛苦和烦琐的就医流程使患者及家属易产生不良情绪，进而产生对医务人员专业能力和职业道德的质疑。

对此，医疗服务组织应当树立以人为本的服务理念，营造温馨舒适的服务氛围，不断提升医院软实力，主动建立起完善的医患沟通渠道，及时向患者反馈诊疗信息，注重对患者及家属的心理抚慰，定期开展患者满意度调查，重视患者投诉并及时处理反馈，形成良性的医患沟通和信息传递通道。

（四）科研创新

人类健康不断面临着各种新疾病的威胁，细菌和病毒的变异使传统药物和疗法的疗效降低，这要求医疗服务行业不断创新以缓解和解决这些问题。创新是提高医疗技术水平和服务质量的必然要求，是保证医疗行业健康发展、医学科学技术实现飞跃的核心。

技术创新是医疗服务组织核心竞争力的基础。医疗服务组织应建立创新体系，加强顶层设计，做到意识创新、机制创新，形成鼓励创新的氛围。以现实需求为指引，经历科研开发、成果转化，最终应用于临床，造福广大人民群众。同时重视行业内的交流合作，与高校、研究机构、政府、相关企业等形成紧密的伙伴关系，广纳人才、集思广益，为抗击病魔、攻克医疗难题而共同努力。要确保足够的科研创新投入，建设重点科室、实验室等创新孵化平台，加强药物临床试验和动物试验及其质量管理。同时，在研发过程中要注重保护、尊重被试者和动物的权利。

（五）环境保护

医疗废物中可能含有大量病原微生物和有害化学物质，甚至会有放射性和损伤性物质，具有感染性、传染性、腐蚀性等特点，存在潜在环境危害和公共卫生风险。因此，医疗服务行业在环境保护方面承担着重要责任，医疗服务组织应着力实现绿色发展，加强环境管理。

医疗服务组织应当严格遵守《医疗废物管理条例》，建立健全管理制度，制定医疗废弃物管理规定，加强对员工的法规培训，对医疗废弃物的收集、运送、贮存、处置等流程实行严格的监督管理，合法合理处置、废弃、回收医疗废弃物，避免对环境和公共卫生安全造成威胁。

（六）合规经营

医疗机构中的医务人员收受患者红包、利用开处方等职务便利，以各种名义非法接受医药产品销售方财物，为医药产品销售方谋取利益等行为严重损害了医务人员和医疗行业的形象，削弱了医患之间的信任度。发布虚假广告、参与网站竞价排名等行为严重破坏了公平竞争和诚信经营的原则，扰乱了医疗行业的市场竞争环境。

医务人员应树立正确的职业观，杜绝收受、索要患者回扣、红包的行为，在参与药品、医疗器械采购的过程中，坚决抵制商业贿赂等一系列反公平竞争的行为，坚定立场支持药品、医疗器械反垄断，维持行业优良竞争环境和秩序。同时，医疗服务组织在宣传过程中，应确保宣传手段、渠道的合法合规，确保向客户提供的信息的真实性和准确性，杜绝虚假宣传。

第三章 医疗行业社会责任报告的特征与趋势

一、国际医疗企业社会责任报告特征

选取 6 家在世界范围内具有出色业务成绩、企业规模可观、知名度较高的医疗企业作为目标研究对象，并对其报告进行特征分析（见表 3 - 1）。通过分析，从中可以得到以下基本结论。

表 3 - 1 国际医疗行业对标企业基本信息

企业名称	总部所在地	报告名称	企业简介
HCA Healthcare	美国	年度报告	2018 年世界 500 强第 215 名
Fresenius	德国	年度报告	2018 年世界 500 强第 298 名
Asklepios	德国	年度报告	欧洲最大的健康服务联盟和私营连锁医院运营集团之一
Ramsay Health Care	澳大利亚	专项报告	全世界排名前五的私人医院运营商之一
Tenet	美国	可持续发展报告	全美最大的医院运营商之一

（一）关于企业社会责任信息的披露形式不一

国际医疗企业在披露自身社会责任信息的形式方面比较多元，既有将社会责任嵌入到年报中单独开辟社会责任模块的，又有以专门的可持续发展报告命名的，还有将社会责任信息细分、发布到数个专项报告中的。如 HCA Healthcare、

Fresenius，作为 2018 年世界 500 强企业，并未发布专门的可持续发展报告，而是将社会责任相关内容于企业年报中一并进行披露；作为美国知名大型连锁医疗机构的 Tenet，从 2011 年开始发布专门的可持续发展报告，目前官网可下载的最新可持续发展报告为 2014 年发布。由此可见，国际医疗企业对于可持续报告发布方面的重视程度并不高，全行业也并未形成统一的社会责任披露形式，因此披露形式多样，报告质量、篇幅参差不齐。

（二）立足行业核心议题，展示公司运营透明性

表 3 - 2 国际医疗企业实质性议题

关键议题	重点与趋势
合规经营	体系与战略、政策法规解读、违规风险预估
客户责任	医疗服务质量管理体系、创新研发
员工责任	职业培训、多样性与平等、职业健康管理、员工福利
环境责任	资源管理（水/电力/土地）、污染减排（废水/废气/废弃物）、保护生物多样性

在披露内容中阐释可持续发展理念、体现出明显的战略导向和成果导向是国际医疗企业报告的共同特点，每家企业的披露内容中都有独立的章节阐述企业的战略方向及其战略制定策略。在具体的议题披露上，则主要聚焦于客户责任、环境责任、员工责任等议题，虽然不同企业在经营规模、业务范围、所属国家上存在差异，但总体上所有的企业都会关注一些共同的核心议题，特别是在产品与服务质量管理、创新研发、合规经营、员工安全与福利、各种资源的使用及管理等方面着墨较多。关于医疗行业最引人注目的医疗服务质量管理、服务种类、医患关系、技术创新、药物使用、医疗费用收取等内容都有详细的披露。

（三）强调经营合规性，重视风险预测与评估

国际医疗企业在披露社会责任信息时充分立足企业的内外部环境，特别是政策法规的制约。Fresenius 详细介绍了企业在守法合规方面的战略和原则、公司合规经营管理体系、员工合规培训、风险预防和回应；HCA Healthcare 详细列举了行业相关的新法律法规的具体规定，并且将美国各州存在的法律差异纳入考虑，逐一分析了自身在各地的经营过程中可能产生的风险。除了重视法律合规性，国

际医疗企业还非常重视企业经营的价值准则和道德伦理，介绍了这些准则和价值观如何驱动企业选择该做什么和怎么做。Tenet 和 Fresenius 都提到了要坚持"Do the right thing"，将企业的责任愿景严格贯穿于生产经营的全过程，并试图通过员工培训等方式将其内化于企业所有人员的行为准则当中。

（四）人物图片多，凸显以人为本理念

国际医疗企业在披露社会责任时注重报告的可读性，设计美观，图文并茂。在图片呈现上具有一个明显的特点，即人物图片十分丰富。即使是领导者致辞部分，也会配以企业领导者富有情感的图片，以显示领导者的专业性和精英特质，进而凸显企业整体运营情况的良好。在各个章节的衔接过渡部分，会配以大幅的人物图，且主要是多人物图片，身着专业制服的工作人员带着明朗笑容，表情极富亲和力又不失专业性。此外，重视女性管理者和工作人员、少数族裔、儿童、老人等弱势群体的展示，以展现企业在平等、多元、人权保护方面的价值观。如 Tenet 的报告中有很多图片所展示的场景都十分日常化，背景并不精致，但却生动自然。图片是文字的补充和延伸，图片的选择折射出企业内在的价值取向和希望传达的精神特质，可以看出，国际医疗企业普遍拥有以人为本的社会责任理念，因此配图往往极具人情味、感染力，使报告更加生动，增加了可读性。

二、国内医疗企业社会责任报告特征

根据国内医疗企业规模、社会责任发展情况，选取上海复星医药（集团）股份有限公司、爱尔眼科医院集团股份有限公司、通策医疗投资股份有限公司、华润健康集团有限公司、华润医疗控股有限公司 5 家企业作为样本，分析国内医疗行业的社会责任报告特征。

表3-3 国内医疗行业对标企业基本信息①

企业名称	企业性质	首次发布时间
上海复星医药（集团）股份有限公司	民营企业	2008 年
爱尔眼科医院集团股份有限公司	民营企业	2009 年
通策医疗投资股份有限公司	民营企业	2013 年
华润健康集团有限公司	国有企业	2014 年
华润医疗控股有限公司	国有企业	2016 年

表3-4 国内医疗行业对标企业社会责任报告基本信息②

序号	企业名称	参考标准	第三方评价	2017 年报告页数
1	华润健康集团有限公司	GB/T36001-2015；《关于中央企业履行社会责任的指导意见》③；《CASS-CSR4.0》④；《环境、社会及管治报告指引》⑤；《华润企业公民建设指引》《华润集团社会责任管理办法》《华润健康集团有限公司社会责任工作管理办法》	《华润健康 2017 年社会责任报告》评级报告	72
2	华润医疗控股有限公司	香港联合交易所《环境、社会及管治报告指引》	—	56
3	上海复星医药（集团）股份有限公司	GB/T36000；《GRI4》；《环境、社会及管治报告指引》；《中国医药企业社会责任实施指南》	《复星医药 2017 年度企业社会责任报告》评级报告	131
4	爱尔眼科医院集团股份有限公司	《GRI4》；GB/T36001-2015；ISO26000⑥；《CASS-CSR3.0》；联合国全球契约十项原则；《深圳证券交易所上市公司规范运作指引》	—	88
5	通策医疗投资股份有限公司	中国社会科学院《中国企业社会责任报告编制指南》；《上海证券交易所上市公司环境信息披露指引》⑦	—	32

---

① 按首份年度报告时间排序。

② 截至《医疗服务行业指南4.0》出版前，目标企业发布报告为其最新的社会责任报告。

③ 国务院国有资产监督管理委员会：《关于中央企业履行社会责任的指导意见》。

④ 中国社会科学院经济学部企业社会责任研究中心发布《中国企业社会责任报告编写指南》，分别于2009 年12 月、2011 年3 月和2014 年1 月发布《CASS-CSR1.0》《CASS-CSR2.0》和《CASS-CSR3.0》一般框架。

⑤ 香港联合交易所：《环境、社会及管治报告指引》。

⑥ 国际标准化组织（ISO）：《社会责任指南：ISO26000（2010）》。

⑦ 上海证券交易所：《上海证券交易所上市公司环境信息披露指引》。

（一）报告披露议题具有医疗行业自身特色

目前在国内医疗行业中，华润健康集团有限公司、上海复星医药（集团）股份有限公司、爱尔眼科医院集团股份有限公司等都已连续多年发布企业社会责任报告，其中，复星医药已连续发布报告达十年。这些企业发布的社会责任报告所披露的议题十分凸显行业特色，聚焦于行业关键议题，内容翔实，亮点频出。例如，华润健康2017年报告主体框架分为股东责任、员工责任、客户责任、社会责任四大板块；复星医药2017年报告主体框架分为六部分，分别披露了质量管理、以运营成果为体现的经营绩效、客户责任、环境责任、员工责任、社会责任六大议题；爱尔眼科2017年报告主要披露了发展战略、以医疗服务为体现的客户责任、员工责任、以公益活动为体现的社会责任、环境责任、股东责任六大议题。可以看出，客户责任、员工责任、股东责任、医疗行业的关键议题是客户责任、员工责任和社会责任。报告尤其注重突出以医疗服务为体现的客户责任，介绍了企业的质量安全管理体系、客户服务体系和风险管控体系等内容，具有显著的医疗行业特色，与其他行业的区分度较高。这说明企业对于行业关键议题的识别能力越来越强，对于各利益相关方对行业焦点的关注也以十分积极的姿态进行回应。

（二）报告可读性强，设计美观，内容充实

5家样本企业报告排版和设计较为规范，不同章节、不同级别内容之间的区分度通过标题、封面图片、字体颜色等，得到较好的处理，增强了利益相关方阅读的便利性；同时，报告都图文并茂，配图贴切，设计风格统一，促进了报告内容的传播和沟通，反映了行业整体对通过社会责任报告与利益相关方进行沟通交流的重视。如华润健康2017年社会责任报告每章内容的设计风格和色彩在追求简洁明快的基础上，注重通过企业关键绩效的提出和再设计，突出公司年度履责亮点，便于利益相关方获取报告关键内容。

除了形式美观外，报告所披露的内容也非常丰富翔实，根植中国社会和行业发展，重视对相关议题的披露，使利益相关方通过阅读报告能够充分了解企业在报告期内的整体图景。例如，复星医药全面阐述了本企业的社会责任管理体系和战略规划，重点介绍了产品和医疗服务质量管理体系，详细披露了年度环保举措

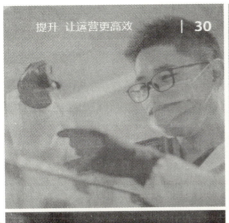

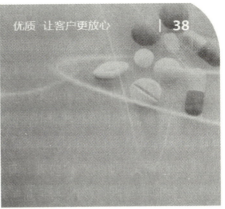

和具体环保绩效，并诚恳披露了客户投诉情况等不良事件。华润健康则通过丰富生动的案例展现了企业在公益扶贫、科研创新、医疗服务等方面的年度履责实践。

（三）报告编制日趋科学，但缺乏第三方评价或报告评级

报告编写的参照标准以及编写后的第三方评价或评级是确保报告编制过程科

学性的有效措施。从表 3－4 中可以看出，5 家样本企业最新一年（2017 年）的社会报告中均标明了明确的编写参照标准，且参照标准涵盖了国内外企业社会责任的经典指南和最新指引，十分多元化，这说明国内医疗企业社会责任报告编制日趋科学。但仅有两家企业在报告编写完成后进行了第三方评价或报告评级，可见报告编制的科学性仍有进步空间。在具有第三方评价或报告评级的企业中，华润健康集团有限公司、上海复星医药（集团）股份有限公司由中国社会科学院经济学部企业社会责任研究中心对其报告的过程性、实质性、完整性、平衡性、可比性、可读性、创新性进行评级并出具评级报告。

（四）报告结构的完整性有待进一步提升

表 3－5　国内医疗行业对标企业社会责任报告完整性

企业名称	报告说明	企业简介	实质性议题分析	利益相关方沟通	履责实践	关键绩效	指标索引
华润健康集团有限公司	√	√	√	√	√	√	√
华润医疗控股有限公司	√	√		√	√	√	√
上海复星医药（集团）股份有限公司	√	√	√	√	√	√	√
爱尔眼科医院集团股份有限公司	√	√		√	√		
通策医疗投资股份有限公司	√	√			√		

国内医疗行业企业社会责任报告在结构完整性上的表现参差不齐，从表 3－5 中可以看出，报告说明、企业简介、履责实践三项，所有样本企业都进行了披露，利益相关方沟通的披露比例也较高。相比之下，实质性议题分析、关键绩效、指标索引三项的披露比例较低。由此可见，国内医疗行业的企业社会责任报告更重视企业自身信息的披露，如企业在报告期内的履责实践以及具体绩效，关于企业的介绍等。而对表现报告编制过程性的实质性议题分析、佐证报告科学性的指标索引披露较少。这说明国内的医疗企业已经充分意识到履行社会责任的重要性，并着重将履责实践与绩效加以披露，但缺少对社会责任的分析研究与整合概括，因此报告的完整性有待进一步提升。

第四章　报告指标详解

一、报告前言（P系列）

报告前言板块依次披露报告规范、高管致辞、责任聚焦和企业简介。

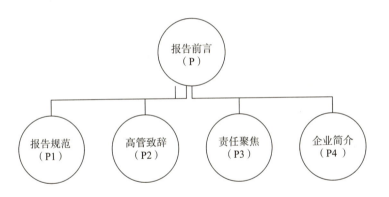

图4-1　报告前言包括的二级板块

（一）报告规范（P1）

P1.1　质量保证

【指标解读】：规范的程序是社会责任报告质量的重要保证。报告质量保证程序是指企业在编写社会责任报告的过程中通过什么程序或流程确保报告披露信息正确、完整、平衡。

示例：

可靠性保证

公司承诺本报告内容不存在任何虚假记载、误导性陈述或重大遗漏，并对其内容真实性、准确性和完整性负责。

报告编制流程

召开社会责任报告编制启动会→开展关键议题调研→同行对标→收集总部各部室及各级单位材料→撰写报告→各部门和各级单位意见征集→报告设计→管理团队反馈→报告发布→外部意见收集→报告总结会。

——《华润健康集团有限公司 2017 年社会责任报告》（P67~68）

P1.2　信息说明

【指标解读】：本指标的主要要素包括：

● 应披露此报告为第几份社会责任报告、报告发布周期、报告参考标准和数据说明。

● 应解释主要报告信息和数据覆盖的范围，如是否覆盖下属企业、合资企业以及供应链。由于各种原因（如并购、重组等），一些下属企业或合资企业在报告期内无法纳入社会责任报告范围的信息披露范围，企业必须说明报告的信息边界。

● 此外，如果企业在海外运营，需在报告中说明哪些信息涵盖了海外运营组织；如果企业报告涵盖供应链，需对供应链信息披露的原则和信息边界做出说明。

● 最后，解答报告及其内容方面的问题、联络人及联络方式、报告获取方式、延伸阅读。

示例：

报告目的

本报告是华润医疗控股有限公司（"本公司"，连同其附属公司，统称"华润医疗""本集团"或"我们"）的第二份环境、社会及管治报告（"本报告"）。本报告的目的是汇报本集团在可持续发展上的策略、方针和表现。

报告年度及范围

报告为年度报告，每年发布。

本报告涵盖 2017 年 1 月 1 日至 2017 年 12 月 31 日（"报告期间"）。除非另有说明，本报告仅涵盖从事集团采购组织 GPO 业务的北京凤凰佳益医疗器械有限公司及北京万荣亿康医药有限公司，及本集团管理运营的以下 14 家医疗机构。

报告标准

本报告遵循香港联合交易所（"联交所"）发布的《证券上市规则》（"上市规则"）附录二十七所载之《环境、社会及管治报告指引》的披露要求编制。

您的意见

我们非常重视持份者的宝贵意见，欢迎就本报告或本集团整体的可持续发展表现提供建议。请电邮至 qehs@ crphoenix. hk 与我们联系。

——《华润医疗控股有限公司 2017 年报》（P91~92）①

P1.3 报告体系

【指标解读】：本指标主要指公司的社会责任信息披露渠道和披露方式。社会责任信息披露具有不同形式和渠道。部分公司在发布社会责任报告的同时，发布国别报告、产品报告、环境报告、公益报告等，这些报告均是企业披露社会责任信息的重要途径，企业应在社会责任报告中对这些信息披露形式和渠道进行介绍。

示例：

本报告分别以中文简体、中文繁体和英文版编写，以中文简体和英文印刷，并有纸质版和电子版两种形式。

——《复星集团 2017 年度社会责任报告》（P5）

（二）高管致辞（P2）

高管致辞是企业最高领导人（团队）对企业社会责任工作的概括性阐释，高管致辞代表了企业最高领导人（团队）对社会责任的态度和重视程度，主要

---

① "华润凤凰医疗控股有限公司"于 2018 年 9 月更名为"华润医疗控股有限公司"（香港股市更名时间为 2018 年 10 月），本报告采用更名后的称谓，包括"华润医疗控股有限公司""华润医疗"等。

包括以下两个方面的内容：

P2.1 履行社会责任的形势分析与战略考量

【指标解读】：主要描述企业对社会责任与可持续发展的形势判断，开展社会责任工作对经济、社会、环境发展的重要意义以及企业社会责任工作的战略、范式等。

示例：

2017 年，华润健康不忘"一切为了大众健康"的初心，创新变革，规范治理，努力提升经济价值，努力保障国有资产的保值增值；重视华润健康学院建设，打造华润健康学院/昆明市儿童医院中层领导力培训项目等品牌项目，组织丰富多彩的员工活动，为员工提供健康、轻松的工作环境，为公司发展打造了一支能力过硬的人才队伍；借鉴 JCI 标准，全方位、多举措提升医疗质量和安全水平，保障护理、用药安全，通过医联体、远程会诊中心等"互联网＋"渠道，推进优质医疗资源的共享，打造社区医养一站式、儿童健康管理平台，强化医疗纠纷预防和应急处理，为患者提供均等、优质、高效、价格合理的医疗健康服务；倡导诚信文化，深化与政府、企业、同行等的合作，逐渐对供应商开展全方位全周期的管理，促进行业人才培养、交流和规范发展，实现了与合作伙伴的共赢；总部成立环境健康和安全部，健全 EHS 管理"制度屋"，提升了 EHS 管理能力，规范医疗垃圾、危化品和废水等处理，为碧水蓝天贡献了力量；深化公益品牌管理，开展多样化且能够发挥医疗专业优势的爱心活动，提升志愿者服务能力，扩大志愿者队伍，促进了互助进步的志愿者思想的入脑入心。

——《华润健康集团有限公司 2017 年社会责任报告》（P1）

P2.2 年度社会责任工作进展

【指标解读】：主要指企业本年度在经济、社会和环境领域取得了哪些关键绩效，以及存在哪些不足和需要改进之处。

示例：

2017 年，华润健康更名，与颐家（上海）老年服务有限公司、大理州人民医院、大理州妇幼保健院、临淄区人民医院、桓台县人民医院开展合作，稳步推进医疗、康养业务，同时，与华润置地协同建设华润健康小镇，推进医院和诊所落户华润置地的社区，将国际医疗服务的金标准——JCI 标准引入华润体系的医院，让优质的健康医疗产品和服务离消费者更近。守护了利益相关方的幸福，也实现了自身的幸福成长。

——《华润健康集团有限公司 2017 年社会责任报告》（P7）

（三）责任聚焦（P3）

责任聚焦是对企业年度社会责任履责绩效和亮点工作的突出呈现。

P3.1 公司年度社会责任重大事件

【指标解读】：年度社会责任重大事件主要指从战略行为和管理行为的角度出发，企业在报告期内做出的重大管理改善，包括但不限于：制定新的社会责任战略；建立社会责任组织机构；在社会责任实践领域取得重大进展；下属企业社会责任重大进展等。

示例：

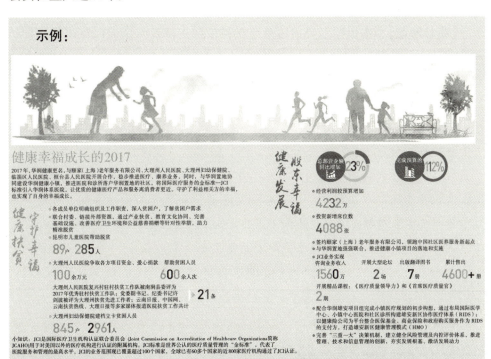

——《华润健康集团有限公司 2017 年社会责任报告》（P7～8）

P3.2　社会责任重点议题进展及成效

【指标解读】：对报告期内企业最主要的责任议题进行重点阐述和集中展现，体现企业社会责任工作的战略性和突出的社会环境价值。

示例：

为让健康档案这项惠民政策真正惠及百姓，临淄区人民医院借助义诊、报纸、电视、广播及百姓口碑的持续传播，提升居民对健康档案的认识。同时，医护人员利用一切可能的时间深入社区，进行居民健康档案采集工作。全员从百忙中抽出时间积极参加建档培训和相关资料学习，划分责任承包片区，到社区张贴入户建档通知、义诊、添加物业微信群等，通过多种宣传途径，让惠民政策最大范围被百姓知晓。经过全员的不懈努力，建档捷报频传：今晚建了 3 户、全家建了 6 口、2 小时建了 11 人……

——《华润健康集团有限公司 2017 年社会责任报告》（P37）

P3.3　支持和参与全面深化改革

【指标解读】：本指标主要描述企业在各领域支持参与全面深化改革的行动和绩效。全面深化改革涉及企业经营管理的方方面面，包括但不限于：国有企业改革、供给侧结构性改革等。

示例：

在建设"健康中国"上升为国家战略、国家进一步深化医药卫生体制改革、促进社会资本办医的政策指引下，作为中国医疗改革的先行者、探索者、实践者，我们将牢记"一切为了大众健康"的企业使命，充分发扬务实、专业、协同、奉献的企业精神，为实现华润集团的大健康产业战略目标，为中国医疗卫生事业的长远发展和人类的健康事业做出更大贡献。

——《华润健康集团有限公司 2017 年社会责任报告》（P11）

（四）企业简介（P4）

P4.1　组织架构及运营地域

【指标解读】：组织架构是指一个组织整体的结构，是在企业管理要求、管控定位、管理模式及业务特征等多因素影响下，在企业内部组织资源、搭建流程、开展业务、落实管理的基本要素。组织的运营地域包括其海内外的运营企业、附属及合营机构。

示例：

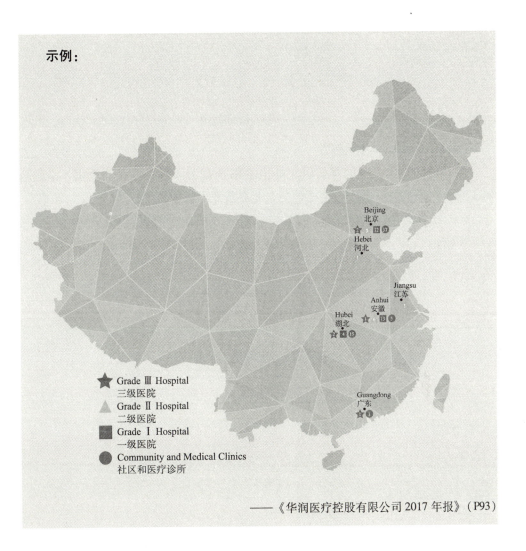

——《华润医疗控股有限公司2017年报》（P93）

P4.2 主要产品、服务和品牌

【指标解读】：通常情况下，企业对社会和环境的影响主要通过其向社会提供的产品和服务实现。因此，企业应在报告中披露其主要品牌、产品和服务，以便于报告使用者全面理解企业的经济、社会和环境影响。

示例：

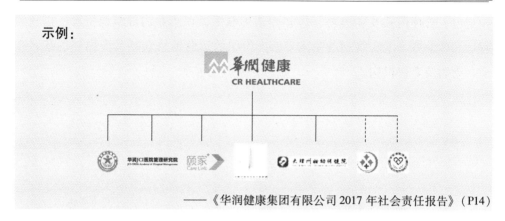

——《华润健康集团有限公司2017年社会责任报告》（P14）

P4.3 企业规模与影响力

【指标解读】：企业的规模应包括但不限于员工人数、运营地数量、净销售额或净收入等信息，影响力主要包括企业在行业中的地位等。

示例：

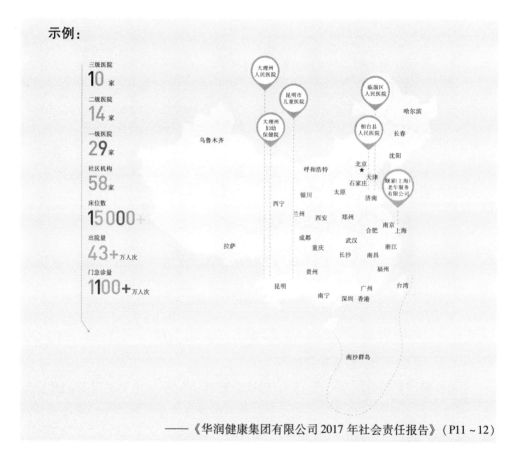

——《华润健康集团有限公司2017年社会责任报告》（P11～12）

P4.4 报告期内关于组织规模、结构、所有权或供应链的重大变化

【指标解读】：企业组织规模、结构、所有权或供应链的重大变化会对企业社会责任的履行带来较大影响，应在报告中进行披露。

示例：

8月31日，华润医疗（大理）州人民医院管理有限公司、华润医疗（大理）州妇幼保健院管理有限公司一届一次董事会、监事会顺利召开，标志着两家公司的正式成立，拉开大理州人民医院和大理州妇幼保健院的改革序幕，两家医院正式成为华润健康成员单位。9月13日，华润医疗集团有限公司正式更名为华润健康集团有限公司，这不是简单的名称的变更，还折射出新时期使命的变化与更为精准的战略选择。2018年1月，华润健康总部组织结构调整，对战略运营部、投资发展部及其职能等进行调整，新设健康小镇建设事业部等。

——《华润健康集团有限公司2017年社会责任报告》（P13）

二、责任管理（G系列）

有效的责任管理是企业实现可持续发展的基石。企业应该推进企业社会责任管理体系的建设，并及时披露相关信息。责任管理包括愿景、战略、组织、制度、文化和参与。其中，愿景是社会责任管理的原点和初心，也是目标和归属；战略、组织、制度和文化是实现责任愿景的四大管理支柱；参与贯穿于社会责任管理的全流程。六种元素相互影响、相互促进，推动企业社会责任管理持续发展。

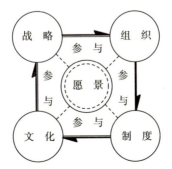

图4-2 企业社会责任管理的要素模型

（一）愿景（G1）

G1.1 企业使命、愿景、价值观

【指标解读】：描述企业社会责任工作的使命、愿景和价值观，及期望达成的目标。

> **示例：**
>
> 使命：仁心仁术　康泽天下
>
> 愿景：成为大众信赖的国际领先医疗产业集团
>
> 价值观：诚实守信　业绩导向　以人为本　创新发展
>
> ——华润医疗控股有限公司官网（http://www.phg.com.cn/? c = article&a = type&tid = 118）

G1.2 企业社会责任理念或口号

【指标解读】：优秀的社会责任理念或口号不仅有利于企业责任文化的打造、责任品牌形象的传播，还赋予企业社会责任工作以主题和主线，统领企业社会责任管理与实践，是画龙点睛之笔。

> **示例：**
>
> 社会责任：我们致力于向社会大众提供优质安全的医疗服务，以可持续发展的方式管理环境、经济及社会等各范畴，将保护环境、节约能源、关爱员工、服务大众健康等理念落实到公司的经营发展中，在为员工、顾客以及股东创造价值的同时追求经济效益和社会效益的统一。达到以上的承诺是管理上的重大目标，同时也是公司所有雇员的共同责任。
>
> 质量安全责任：始终把质量与安全作为发展的前提，始终以病人为中心，以患者安全为核心，实施全流程管理、全过程控制和全链条追溯的机制，鼓励人人参与、持续改进的质量与安全活动，构建人人参与的质量与安全管理体系，有效推动医院质量与安全的持续改进与提升。
>
> 环境责任：追求企业与周边环境和谐，倡导节能低碳的生产方式。积极响应国家号召，积极开展节能减排项目改造，提高可重复利用资源的回收率。医疗废弃物严格按照国家、地方政府许可的处置企业运输和处置，相关排放不低于国家标准，切实履行企业环境保护的责任。

市场责任：高度重视利益相关方的期望与要求，充分考虑自身运营和管理对利益相关方的影响，不断完善与利益相关方的沟通交流方式和渠道，重视利益相关方关注的关键议题，与政府、客户、股东、伙伴、员工等各个利益相关方建立和谐共生关系，共创价值，共享成果，共同应对挑战。

——华润医疗控股有限公司官网（http：//www. phg. com. cn/？c = article&a = type&tid = 114）

（二）战略（G2）

G2. 1 重大性社会责任议题识别与管理

【指标解读】：描述企业辨识社会责任核心议题的工具和流程，以及企业的核心社会责任议题包括的内容。企业辨识核心社会责任议题的方法和工具包括但不限：利益相关方调查；高层领导访谈；行业背景分析；先进企业对标等。

示例：

华润健康从运营实际出发，结合国际、国内社会责任标准、指南、规范，通过召开社会责任报告编制启动会和总结会、邀请社会责任专家提意见、问卷调查等方式，主动识别重要利益相关方及关键议题，积极回应利益相关方诉求，提高社会责任工作水平，实现与利益相关方的共同成长。

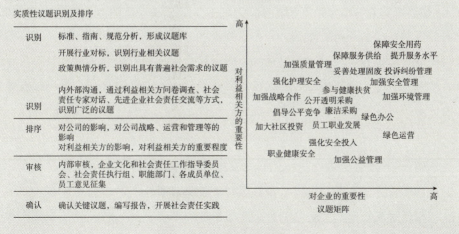

——《华润健康集团有限公司 2017 年社会责任报告》（P20）

G2.2 社会责任战略规划与年度计划

【指标解读】：社会责任规划是企业社会责任工作的有效指引。本指标主要描述企业社会责任工作总体目标、阶段性目标、保障措施等。

示例：

承接国资委对中央企业履行社会责任的要求，结合华润多元化经营的特点及社会责任履责实际，集团立足战略高度全面部署了"十三五"期间的社会责任工作，出台了《"十三五"社会责任规划》（以下简称《规划》），《规划》成为近五年指导全集团社会责任工作开展的纲领性文件；集团还新修订了《华润集团社会责任工作管理办法》，拟定了华润集团《社会责任工作手册》，对《规划》进行了细化，对社会责任的组织保障、规划推动、指标体系、检查考核、绩效评估、沟通传播、经费保障等问题进行了规范，明确了工作推进路径。

通过上述战略规划的拟定出台，集团致力于自上而下不断增强责任意识、深化责任管理、推动责任践行、促进责任融合，助力集团成为央企履行社会责任的表率，以及"成为大众信赖和喜爱的全球化企业"战略愿景的实现。

——《华润集团2017年度社会责任报告》（P109）

G2.3 推动社会责任融入企业发展战略与日常经营

【指标解读】：融入发展战略即描述企业在制定发展战略、实施重大决策时，全面分析对社会和环境的影响，识别、跟踪可能存在的风险和隐患，提前谋划、及时应对的措施和过程。融入日常经营即描述企业社会责任理念全面融入企业研发、采购、生产、销售等全过程，融入财务管理、人力资源管理、风险管理等各职能体系，对相关环节和流程进行优化，实现全方位、全过程融合的措施。

示例：

华润医药关注利益相关方诉求，通过多种渠道积极了解相关方诉求，并结合企业发展战略和商业计划，识别提炼年度实质性社会责任议题，将社会责任相关指标纳入商业计划和业绩合同，推进社会责任的践行落实，通过商业计划—考核评价—改进提升闭环管理体系，推动融合发展：社会责任与企业经营管理融合；社会责任与企业文化融合；社会责任报告编制与社会责任实践融合。

——《华润医药集团 2016 年度社会责任报告》（P22）

G2.4 塑造有影响、可持续的责任品牌

【指标解读】：描述企业在打造责任品牌方面的相关考量、计划、实践和成效。

示例：

公司建立健全公益慈善捐赠管理制度，建立"润心"等公益品牌，充分利用华润公益基金，加强与慈善公益组织的合作，为儿童、长者及其他大众谋福利。

——《华润健康集团有限公司 2017 年社会责任报告》（P55）

（三）组织（G3）

G3.1 企业高层支持和推动社会责任工作

【指标解读】：社会责任是"一把手工程"，企业高层的支持和推动是企业社会责任发展的重要保证。企业高层领导支持、推动社会责任的方式包括但不限于：在企业社会责任领导机构中担任主要职务，定期听取企业社会责任工作汇报，参与企业社会责任重大活动，为企业社会责任重大项目实施整合资源等。

示例：

涉及社会责任的决策事项，在办公会讨论通过后，可以视需要以委员会的名义发布。

——《华润健康集团有限公司 2017 年社会责任报告》（P18）

G3.2 社会责任领导机构及工作机制

【指标解读】：描述由企业高层领导（通常是企业总裁、总经理等高管）直接负责的、位于企业委员会层面最高的决策、领导、推进机构，例如，社会责任委员会、可持续发展委员会、企业公民委员会等。描述其开展工作的相关管理制度、流程和方式等。

示例：

4月4日，华润健康调整企业文化与社会责任指导委员会组成，进一步优化了公司社会责任管理。

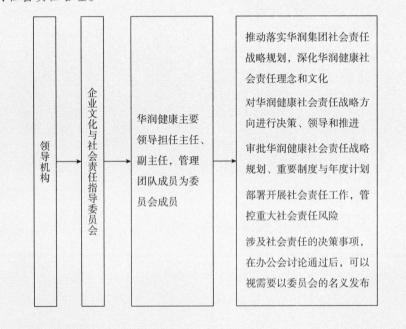

——《华润健康集团有限公司 2017 年社会责任报告》（P18）

G3.3 社会责任组织体系及职责分工

【指标解读】：社会责任组织体系包括以下两方面内容：

（1）明确或建立企业社会责任工作的责任部门。

（2）企业社会责任工作部门的人员配置情况。

一般而言，社会责任组织体系包括三个层面：

● 决策层，主要由公司高层领导组成，负责公司社会责任相关重大事项的审议和决策。

● 组织层，公司社会责任工作的归口管理部门，主要负责社会责任相关规划、计划和项目的组织推进。

● 执行层，主要负责社会责任相关规划、计划和项目的落实执行。

由于社会责任实践由公司内部各部门具体执行，因此，企业应披露各部门的社会责任职责与分工。

示例：

华润医疗的董事会是环境、社会及管治工作的最高决策机构，具体工作由集团经营与发展委员会以及本集团各职能部门负责。集团在总部、附属公司、各成员医疗机构及其相关部门建立三级联动的环境、社会及管治体系，为环境、社会及管治工作实施提供保障。

本集团职能部门定期对各成员机构环境、社会及管治工作进行研究分析，向经营与发展委员会汇报。本集团经营与发展委员会将会议情况直接向董事会汇报。附属公司、各成员医疗机构是环境、社会及管治工作的具体执行者，各项工作均有具体的部门与集团对接。本集团职能部门及各成员医疗机构实施集团环境、社会及管治的常规责任，确保日常营运均符合环境、社会及管治相关规定。

——《华润医疗控股有限公司 2017 年报》（P95）

（四）制度（G4）

G4.1 制定社会责任管理制度

【指标解读】：社会责任工作的开展落实需要有力的制度保证。企业社会责任制度包括社会责任沟通制度、信息统计制度、社会责任报告的编写发布等制度。

示例：

公司在《华润健康集团有限公司社会责任工作管理办法》的指导下，有序开展社会责任工作，依据关键绩效指标体系，开展社会责任绩效管理。社会责任关键绩效体系包括责任管理、经济责任、员工责任、客户责任、伙伴责任、公共责任、环境责任7个领域。

——《华润健康集团有限公司2017年社会责任报告》（P19）

G4.2　构建社会责任指标体系

【指标解读】：本指标主要描述企业社会责任评价指标体系的构建过程和主要指标。建立社会责任指标体系有助于企业监控社会责任的运行状况。

示例：

公司在《华润健康集团有限公司社会责任工作管理办法》的指导下，有序开展社会责任工作，依据关键绩效指标体系，开展社会责任绩效管理。社会责任关键绩效体系包括责任管理、经济责任、员工责任、客户责任、伙伴责任、公共责任、环境责任7个领域。

——《华润健康集团有限公司2017年社会责任报告》（P19）

G4.3　开展社会责任课题研究

【指标解读】：由于社会责任是新兴课题，企业应根据社会责任理论与实践的需要自行开展社会责任调研课题或参加国内外社会责任标准的制定，把握行业现状和企业自身情况，以改善企业社会责任管理，优化企业社会责任实践。

示例：

2017 年，作为发起企业之一，复星医药完成由中国医药企业管理协会、中国化学制药工业协会、中国医药商业协会、中国中药协会、中国非处方药物协会、中国医药保健品进出口商会、中国医疗器械行业协会、中国外商投资企业协会药品研制和开发行业委员会八大协会开展的"中国医药企业社会责任实践指南"项目，发布《中国医药企业社会责任实施指南》。该项目建立了医药行业科学的、被普遍接受的社会责任指标体系，使全行业形成履行社会责任的健康氛围。

——《复星集团 2017 年度社会责任报告》（P28）

（五）文化（G5）

G5.1 组织开展社会责任培训

【指标解读】：企业通过组织、实施社会责任培训计划，提升管理层人员和员工的社会责任理念，使企业及个人成为社会责任理念的传播者和实践者。

示例：

华润医药商业集团通过组织社会责任培训、编写发布社会责任报告，对外交流沟通等活动，提升全员社会责任履责意识和能力。

9 月 7 日，为期三天的"蓄锐计划—办公室系列"第三期培训在湖南长沙落下帷幕。本期培训以社会责任为主题，邀请公司高层领导及外部专家参与授课，对集团总部各部室、各省级公司、各直管利润中心相关负责人进行培训。社会科学院企业社会责任研究中心专家以从优秀到伟大之路为主题，从社会责任理解、社会责任面临的新挑战、责任管理与实践优秀案例、社会责任报告编写七问四个方面，与学员们进行了互动。

——《华润医药商业集团有限公司 2017 社会责任报告》（P83）

G5.2 开展社会责任考核或评优

【指标解读】：本指标主要描述企业运用社会责任评价指标体系，对履行企业社会责任的绩效进行评价的制度、过程和结果；或对企业内部的社会责任优秀单位、优秀个人评选或优秀实践评选相关制度、措施及结果。

示例：

通过全面梳理现有制度，集团办公厅致力于将社会责任理念与现有制度有机融合，建立起涵盖社会责任推进绩效、经济绩效、社会绩效和环境绩效等内容的社会责任指标体系。

（1）完善责任指标统计评价和信息系统。完善集团层面社会责任共性指标体系，推进直属企业优化个性化绩效指标体系的完善。

（2）建立有效的社会责任考核评价方式。集团层面，一方面参照中国社会科学院出台的社会责任报告五星评级标准，对下属各利润中心社会责任报告编制情况进行系统评价，并在年度社会责任大会上公开评价结果，发现问题，提出建议，督促落实；另一方面对下属各利润中心社会责任实践开展情况进行考核评价，制订社会责任评价奖励办法，通过评选"社会责任奖"、社会责任先进个人等方式，鼓励先进，示范引领。

——《华润集团 2017 年度社会责任报告》（P116）

（六）参与（G6）

G6.1 识别和回应利益相关方诉求

【指标解读】：本指标包含两个方面的内容：

● 对利益相关方的需求及期望进行调查。

● 阐述各利益相关方对企业的期望以及企业对利益相关方期望进行回应的措施。

示例：

利益相关方沟通表

利益相关方	期望和要求	回应方式
政府	守法合规 合作共赢	依法纳税 定期汇报 战略合作
股东	资产保值增值 健康发展 完善公司治理	定期汇报 参与经理人年会 建立健全管理制度和机制
客户	保障服务供给 确保护理安全 保障用药安全 提升服务水平	争取资质、推进医联体工作 护理人员培训，经验分享 鼓励并为成员单位医护人员创造进修交流机会 回访、患者满意度调查、丰富投诉渠道
员工	合理的薪酬福利 培训和职业发展 良好的工作环境	提供有竞争力的薪酬福利 推进华润健康学院建设 推进绿色办公
供应商/伙伴/行业	公开公平公正采购 合作共赢 促进行业发展	廉洁采购 战略合作 组建联盟、组织会议、开展人才培养项目
环境	妥善处理废弃物 节约资源	积极配合环保部门检查 开展节能减排项目
社区	健康扶贫 慈善公益	定点扶贫 "润心"医务社工

——《华润健康集团有限公司 2017 年社会责任报告》（P21）

G6.2 企业主导的社会责任沟通参与活动

【指标解读】：描述企业主导的社会责任内外部沟通机制。内部机制包括但不限于：内部社会责任刊物，网站建立社会责任专栏，社会责任知识交流大会，

CSR 内网等；外部机制包括但不限于：召开及参加利益相关方交流会议、工厂开放日等。

示例：

2017 年 6 月 10 日，我们举办"首都国企开放日·相约中建"开放日。近 500 位由 20 余家权威媒体、专家、网络大 V、大学生、社区青年、留学生代表、普通市民参观了中建二局北京金茂丰台科技园项目开放线路活动现场的"炫酷科技"。在西藏，中建一局西藏非物质文化遗产博物馆项目迎来了西藏大学、西藏彩泉福利院师生及当地藏族同胞到施工现场观摩。利益相关方体验到了建筑科技的魅力、中国建筑的企业精神和建筑的精品品质，全方位的安全措施展示也让利益相关方印象深刻。

——《中国建筑股份有限公司 2017 可持续发展报告》（P86）

G6.3 机构参与或支持外界发起的经济、环境、社会公约、原则或其他倡议

【指标解读】：陈述企业参与或支持外界发起的经济、环境、社会公约、原则或其他倡议。

示例：

中国移动秉承"正德厚生 臻于至善"的核心价值观，真诚践行"以天下之至诚而尽己之性、尽人之性、尽物之性"的企业责任观。公司是联合国全球契约正式成员，认可并努力遵守全球契约十项原则。2016 年，公司成为中国内地第一家也是唯一一家加入全球报告倡议组织标准先锋项目（GRI Standards Pioneers Program）的企业。同时，公司深度参与中国通信企业协会《中国信息通信行业企业社会责任管理体系》标准的撰写、研讨工作，荣获"信息通信行业社会责任标准制定突出贡献奖"。

——《中国移动通信集团公司 2016 可持续发展报告》（P4）

三、市场绩效（M 系列）

　　市场绩效描述企业在市场经济中负责任的行为。企业的市场绩效责任可分为对自身健康发展的经济责任和对市场其他利益相关方（主要是客户和商业伙伴）的经济责任。

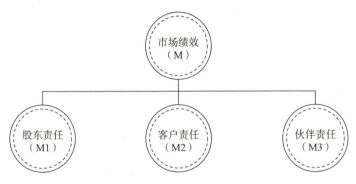

图 4 - 3　市场绩效包括的二级板块

（一）股东责任（M1）

　　股东责任主要包括企业安全运行与资产保值增值两个方面，资产保值增值用资产的成长性、收益性和安全性 3 个指标进行体现。

M1.1　规范公司治理

【指标解读】：本指标主要描述公司的治理结构和治理机制，治理结构指公司"三会一层"及其构成。治理机制包括激励机制、监督与制衡机制等。

示例：

　　规范、科学的公司治理是公司健康成长的机制保障。公司不断完善"三重一大"决策程序体系在内的管理制度，加强风险和内控的协同管理，高度重视反腐倡廉工作，多举措预防腐败风险，确保公司稳健发展。

　　　　　　　　　　——《华润健康集团有限公司 2017 年社会责任报告》（P26）

M1.2 最高治理机构及其委员会的提名和甄选过程

【指标解读】：本指标指最高治理机构及其委员会的提名和甄选过程，及用于提名和甄选最高治理机构成员的条件，包括：是否以及如何考虑多样性、是否以及如何考虑独立性、是否以及如何考虑经济环境和社会事务相关的专长和经验、是否以及如何考虑利益相关方（包括股东）参与。

示例：

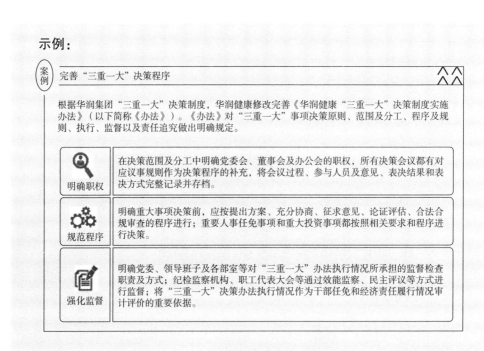

——《华润健康集团有限公司 2017 年社会责任报告》（P27）

M1.3 反腐败

【指标解读】：本指标主要描述企业在反腐败和反商业贿赂方面的制度和措施等。

（1）商业贿赂行为是不正当竞争行为的一种，是指经营者为销售或购买商品而采用财务或者其他手段贿赂对方单位或者个人的行为。

（2）商业腐败按对象可以划分为两种类型：一种是企业普通经营活动中的行贿受贿行为，即通常意义上的商业贿赂；另一种是经营主体为了赢得政府的交易机会或者获得某种经营上的垄断特权而向政府官员行贿。

示例：

本集团按照《中华人民共和国执业医师法》《中华人民共和国反不正当竞争法》《关于建立医药购销领域商业贿赂不良记录的规定》相关要求，制定了《关于开展"一和三同"活动的实施意见》《医德医风工作条例》《廉政风险防范管理试点工作实施意见》《关于加强执行医疗卫生行风建设"九不准"的规定》等政策，包括医德医风、廉洁行医、惩治与预防腐败、贿赂勒索和欺诈等方面的要求，并通过与绩效考核相结合，保障上述政策得以有效执行，主要就反贪污贿赂方面对医院层面进行了具体的管控，最终将国家及行业的相关政策要求落实进本公司的日常运营。

——《华润医疗控股有限公司 2016 年报》（P142）

M1.4　合规信息披露

【指标解读】： 及时准确地向股东披露企业信息是履行股东责任的重要环节，这些信息包括企业的重大经营决策、财务绩效和企业从事的社会实践活动。企业应根据《公司法》通过财务报表、公司报告等向股东提供信息。上市公司应根据《上市公司信息披露管理办法》向股东报告信息。

示例：

公司关注企业长期发展，注重公司治理结构，加强公司内部控制制度建设，依法进行信息披露，做好投资者关系管理，充分保护公司股东权益。公司设立了董事会办公室，负责管理与投资者的关系，并设有投资者咨询专线，积极主动做好投资者关系，与投资者保持了良好的沟通。公司严格遵守和执行中国证监会和上海证券交易所有关信息披露管理规定，继续贯彻落实公司的《信息披露管理制度》《重大信息内部报告制度》等规章制度，做好信息的保密和及时、真实披露的工作，坚决杜绝内幕交易的行为，保障了广大公众投资者的利益。公司自上市以来，未发生违反信息披露制度的事项。2017 年，公司召开了 2016 年年度股东大会和一次临时股东大会，并积极开通网络投票方式，为广大社会公众股投资者提供了充分发表意见的平台。

——《北京万东医疗科技股份有限公司》（P5～6）

M1.5 保护中小投资者利益

【指标解读】：本指标主要内容包括保证中小股东的知情权、席位、话语权以及自由转让股份权、异议小股东的退股权等。

示例：

2017年公司参加海内外券商策略会40余场，电话沟通会议30余场，网络业绩说明会2场；全年接听中小股东热线咨询电话500余个，答复网上投资者提问达600余个，回复率达99%以上。

——《爱尔眼科2017社会责任报告》（P82）

M1.6 成长性

【指标解读】：本指标即报告期内营业收入增长量及增长率等与企业成长性相关的其他指标。

示例：

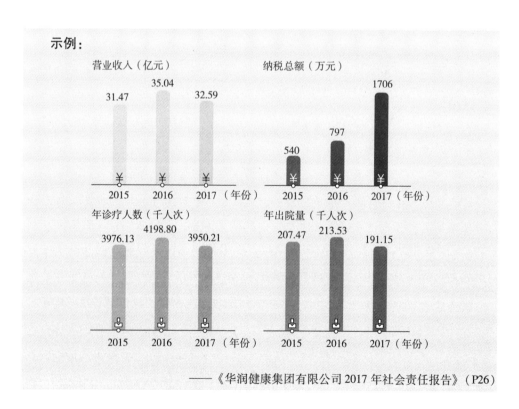

——《华润健康集团有限公司2017年社会责任报告》（P26）

M1.7 收益性

【指标解读】：本指标即报告期内的净利润增长率、净资产收益率和每股收益等与企业经营收入相关的其他指标。一般来说，利润总额指企业在报告期内实现的盈亏总额，来源于损益表中利润总额项的本年累计数；净利润指在利润总额中按规定缴纳了所得税后公司的利润留存，一般也称为税后利润或净收入；净资产收益率又称股东权益收益率，是净利润与平均股东权益的百分比，是公司税后利润以净资产得到的百分比。

示例：

扣非归属净利润 77569 万元，同比增长 41.87%。

——《爱尔眼科 2017 年社会责任报告》（P80）

M1.8 安全性

【指标解读】：本指标即报告期内的资产负债率等与企业财务安全相关的其他指标。

示例：

年份	2015	2016	2017
资产负债率（%）	—	—	81.92

——《华润医药商业 2017 年社会责任报告》（P88）

（二）客户责任（M2）

客户责任主要描述对客户的责任，包括生产优质产品、提供良好服务、促进客户创新、保护客户基本权益等内容。

M2.1 医疗质量管理体系

【指标解读】：本指标描述加强医疗质量管理、规范医疗服务行为、保障医疗安全的制度体系和组织体系。

示例：

公司规范质量和安全管理，探索长效管控机制，各成员单位规范诊疗行为，提高诊疗水平，提升用药安全和护理安全水平，保障医疗质量和安全。公司借鉴 JCI 医院评审标准和国家等级医院评定标准，将国家 EHS 管理法律法规与医疗质量安全有机融合，建立以风险控制为焦点的《医院质量和安全管理规范》，进一步规范各医疗机构的质量和安全管理，助力业务可持续发展。

完善管理体系：昆明市儿童医院建立全面质量和安全管理体系，转变质量管理理念，引入先进的质量管理工具，逐步摸索并形成了一套可复制的儿科医院管理模式，2017 年 1 月成为西南地区通过 JCI 认证的首家公立三甲医院。

组建质量管理中心：大理州人民医院牵头组建的包含云南省检验质量控制中心大理州分中心等的 9 个专科医疗质量控制中心获大理州卫计委批准，将建立和完善大理州专科医疗质量控制体系；推行同级医疗机构检查结果互认；进行质量督查和培训，提高区域医疗质量，使广大人民群众受益。

实践改进流程：临淄区人民医院临床微生物科实行 24 小时值班、主动床旁接种、主动走进临床、不断改进操作流程、积极探索更快更准确的检测方式。科室成立两年，做到了病原学指导下的精准抗感染治疗。

推进规范化治疗：桓台县人民医院肿瘤科严格规范肿瘤的规范化治疗，按照循证医学、个体化治疗的原则，规范诊治每一例肿瘤患者，肿瘤患者生存期明显延长，生活质量明显提高，2017 年高分通过"山东省癌痛规范化治疗示范病房"复审，专家组高度评价医院的癌痛规范化治疗工作。

——《华润健康集团有限公司 2017 年社会责任报告》（P38）

M2.2 医护人员从业资格

【指标解读】：指相关从业人员应取得相应的资格。医护人员是指经过考核和卫生行政部门批准和承认，取得相应资格及执业证书的各级各类卫生技术人员，未取得执业证书的不得从事诊疗、护理医疗活动。

示例：

医——持有合资格医师执业牌照的医疗人员 3525 人。

护——持有合资格执业牌照的护理人员 4591 人。

技——持有专业资格的技术人员，包括药房、影像科及实验室人员等 1975 人。

——《华润医疗控股有限公司 2017 年报》（P109）

M2.3　医疗质量安全教育

【指标解读】：指为提升医疗服务工作人员的安全意识、安全素质为目的的教育培训活动。

示例：

各成员企业将医疗质量管理作为重要组成和核心指标纳入绩效考评体系，确保了医疗质量持续有效提升。全年，各成员企业累计组织内部业务培训 285 次 1158 课时，共 39567 人次参训，选送工作人员 715 人次赴院外业务培训，开展新业务新技术 157 项，17 名医务人员被列入国家及相关省市重点人才培养计划。

——《复星集团 2017 年度社会责任报告》（P51）

M2.4　医疗风险控制管理体系

【指标解读】：指对现有和潜在的风险进行识别、分析、评估和处理，有组织、有系统地消除或减少医疗风险对病人的危害和经济损失的活动，实质上是一种对现有和潜在的医疗风险的全面控制管理制度。

示例：

我们严格遵循《突发公共卫生事件应急条例》《医疗事故处理条例》《国家突发公共卫生事件应急预案》等要求，在各医院层面制定了包括《突发公共卫生事件应急预案》《信息化故障应急预案》等应急预案，务求一旦发生突发的公共卫生事件和医院信息化系统故障时，我们能够妥善地处理医疗救治、后勤保障、媒体公关、信息化系统恢复等工作。我们制定了《紧急事件安全管理计划》，以确保各应急预案能够有效实施。同时，我们的大部分医疗机构亦按照《医院评审标准》及美国 JCI 管理标准要求，对可能发生的灾难事件进行灾害脆弱性分析（HVA）并排序有关风险，按排序结果优先处理较高之风险，组织演习和培训，持续地优化应对方案。我们亦设有《风险管理制度》，对医疗品质与病人安全相关的风险进行管理，主动建立前瞻性管理方案防范各类医疗事故。

——《华润医疗控股有限公司 2017 年报》（P106）

M2.5　提升护理安全

【指标解读】：护理安全是指患者在接受护理过程中，不发生法律和规章制度允许范围以外的心理、机体结构或功能上的损害、障碍、缺陷或死亡。本指标指企业积极提升护理安全的制度、措施及绩效。

示例：

建立护理规范化操作的理念，定期举行护理技术及安全培训，如静脉输液安全、气道管理、胰岛素的应用等议题，从而推动各医院护理水准的提升。

不定期组织针对感染性流行疾病的应急演练，提升医护人员的防控意识及施行符合规定要求的防护及隔离措施，防止疾病蔓延及感染。

以情景模拟形式进行护理技能操作比赛，在提升护理人员的技术及心理质素之余，亦能有效检验其临场应变能力。

对于护理实习生及新员工，我们安排带教老师指导。实习生需接受为期 8 个月的实习，取得护士资质后再取得 2~3 个月的临床经验，于最终考试合格后，方能成为合资格护理人员。

——《华润医疗控股有限公司 2017 年报》（P117）

M2.6　保障用药安全

【指标解读】：指根据患者个人的基因、病情、体质、家族遗传病史和药物的成分等做全面情况的检测，准确地选择药物，真正做到"对症下药"，同时以适当的方法、适当的剂量、适当的时间准确用药。

> **示例：**
>
> 　　用药安全是保障患者安全的关键要素之一，公司强化用药安全的事前、事中和事后管理，各级单位建立健全用药安全管理制度和机制，加强用药安全监督和检查，推进个体化用药，提升用药安全意识和能力。
>
> 　　　　　　　　　　——《华润健康集团有限公司 2017 年社会责任报告》（P40）

M2.7　处方合格率

【指标解读】：指合格处方占总处方的比例。医疗机构开具的处方应符合《处方管理方法》条例中的相关规定，处方合格率是衡量医疗质量的重要因素之一。

> **示例：**
>
> 2017 年处方合格率为 97.36%。
>
> 　　　　　　　　　　——《华润健康集团有限公司 2017 年社会责任报告》（P62）

M2.8　甲级病案率

【指标解读】：指甲级病案占所有病案的比例，是衡量病案书写质量判定的标准。总 100 分，获 85 分以上为"A 级（甲级）病案"；70～84 分为"B 级（乙级）病案"；60～69 分为"C 级（丙级）病案"。

> **示例：**
>
> 2017 年甲级病案率为 98.56%。
>
> 　　　　　　　　　　——《华润健康集团有限公司 2017 年社会责任报告》（P62）

M2.9　医疗责任事故发生数

【指标解读】：指医疗责任事故发生的数量。医疗事故是指医疗机构及其医务人员在医疗活动中，违反医疗卫生管理法律、行政法规、部门规章和诊疗护理规范、常规，过失造成患者人身损害的事故。

示例：

2017 年医疗责任事故发生数（次）为 0。

——《华润健康集团有限公司 2017 年社会责任报告》（P62）

M2.10 药品质量事故发生数

【指标解读】：指因药品质量而导致危害人体健康或造成经济损失的事故数量。

示例：

2017 年药品质量事故发生数（次）为 0。

——《华润健康集团有限公司 2017 年社会责任报告》（P62）

M2.11 综合医疗服务能力

【指标解读】：指医疗机构提供医疗服务的整体能力和水平，包括床位规模、诊疗科目、医务人员数量、工作效率、服务质量等。

示例：

2017 年，门急诊量（千人次）为 3950.21；出院量（千人次）为 191.15；床位数超过 15000；病床使用率为 109.51%；病床周转次数为 49.61 次；出院患者平均住院日为 7.74 天。

——《华润健康集团有限公司 2017 年社会责任报告》（P61）

M2.12 提升医疗信息化水平

【指标解读】：指实施基于信息数字化平台、HIS 系统等的整体建设，提高医疗服务水平与核心竞争力。医疗服务信息化是国际发展趋势，信息化不仅提升了医生的工作效率，使医生有更多的时间为患者服务，更提高了患者满意度和信任度。

示例：

公司加快医疗信息化建设，提升医疗质量管控效率，2017 年完成医疗数据直报平台建设，利用医疗数据平台持续推出《医疗质量数据》《白内障质量通讯》《护理质量通讯》《药事质量通讯》。加强了医疗数据的监控，及时发现问题，从集团层面进行精细化管理。全年推进新安装 10 家医院病案系统，有效加强信息化医疗数据的利用率，截至 11 月底，实现病案系统上线与病案首页报送医院 48 家。

——《爱尔眼科 2017 年社会责任报告》（P34）

M2.13　提升医疗服务便利性

【指标解读】：指提升患者更加便捷、高效的获取医疗服务的措施。

示例：

持续改进就医体验，优化急诊、药房、新生儿探视等服务流程，推出微信服务平台、排队叫号系统、自助打印系统等，方便患者预约挂号、排队就诊、充值缴费、自助结算、停车缴费、报告查询、取药提醒、就医反馈等事项。在 2017 年"中国非公立医院·竞争力 100 强"中排名第二。顺利通过中国医院竞争力星级认证"五星级"医院。4 名医务人员被佛山市人民政府、市卫计委评为"禅城大工匠""最美医生""最美护士"等荣誉称号。

——《复星集团 2017 年度社会责任报告》（P51）

M2.14　医疗服务创新

【指标解读】：指使用新的理念、新的模式、新的方法为患者提供适应患者需要的优质服务，提升患者就医体验，提升患者满意度。

示例：

大理州人民医院开展服务创新比赛，采用多项创新举措，开展"服务之星"评选活动，强化服务意识，提高服务主动性；推进（疾病）诊断相关分类（DRGS）支付工作，便利患者支付，启动移动医生工作站，提高查房效率；建档立卡贫困户享受医保"一站式"即时结算服务，进入建档立卡补充保险后报销比例为90.38%。

——《华润健康集团有限公司2017年社会责任报告》（P45）

M2.15　特殊医疗服务

【指标解读】：指对特殊人群、特殊病种、群体性伤害患者等的医疗服务。

示例：

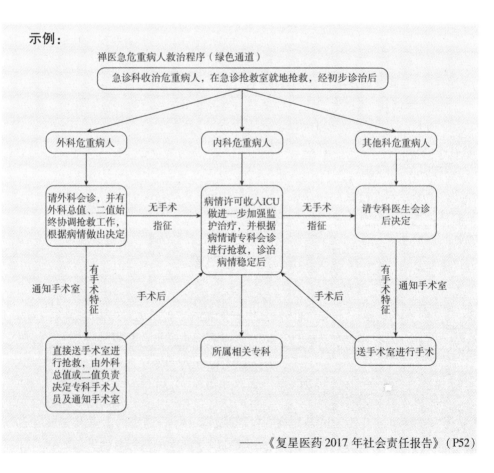

——《复星医药2017年社会责任报告》（P52）

M2.16 保障价格合理

【指标解读】：指通过信息公开透明、接受公众监督等方式保证药费的平稳合理。

> **示例：**
>
> 公司保障患者以合理的价格享受服务的权利，各级单位通过公示栏、宣传栏等多种方式确保价格及就诊信息的透明，严格控制医疗费用，强力控制药占比，减少卫材消耗额，加强对卫生材料、高值耗材消耗占医疗收入的百分比控制，坚决杜绝乱收费，有效缓解群众"看病贵"问题。
>
> ——《华润健康集团有限公司 2017 年社会责任报告》（P44）

M2.17 降低医疗成本

【指标解读】：指合理控制医疗费用，降低患者就医成本的措施。

> **示例：**
>
> 严格控制医疗费用，强力控制药占比，减少卫材消耗额，加强对卫生材料、高值耗材消耗占医疗收入的百分比控制。
>
> ——《华润健康集团有限公司 2017 年社会责任报告》（P44）

M2.18 医疗服务信息公开

【指标解读】：指遵守《医疗卫生服务单位信息公开管理办法》，保障公民、法人和其他组织依法获取医疗卫生服务单位信息，提高医疗卫生服务工作的透明度，促进医疗卫生服务单位依法执业，诚信服务。

> **示例：**
>
> 公司保障患者以合理的价格享受服务的权利，各级单位通过公示栏、宣传栏等多种方式确保价格及就诊信息的透明。
>
> ——《华润健康集团有限公司 2017 年社会责任报告》（P44）

M2.19 患者关爱

【指标解读】：指从物质、技术、行为、精神等层面为患者提供人文关怀，尊重、关爱病人。

示例：

我们时刻都希望患者的脸上挂着微笑。对正在与病魔战斗的患者来说，支持是无价的，因此我们不仅需要尽一切力量为他们治疗，同时也需要在他们身边给予支持、关怀和鼓励，这是我们的工作方式，没有捷径，没有妥协。

每位走进医院寻求我们医疗服务的患者，都是信任我们医疗网络的表现。正因如此，我们必须不负所托，为患者提供最好的照顾，无论是诊断、临床治疗、护理、药物、各类手术、各项服务流程，以至所有基础设施，我们都务求一丝不苟。我们以无比的热情回应民众对医疗服务的需求，对我们网络内所有的医护人员和专家而言，勇于承担患者的健康与福祉就是我们的专业精神。

面对病魔，患者难免感到困难与彷徨，我们希望尽可能对患者施以援手。从患者入院开始，我们的医护人员便一直陪同，细心为他们讲解各种程序，缓解患者的紧张感。我们的医师尽心为患者及其家属解释病况，治疗选项、药物的选择、效果、风险等资讯，让他们更好地了解自己的病情。

——《华润医疗控股有限公司 2017 年报》（P100）

M2.20 应对医疗投诉与纠纷

【指标解读】：面对患者及其家属对医疗服务不满意而提出的书面或口头上的异议、抗议、索赔和要求解决问题等行为采取的措施。

示例：

我们重视患者的意见，所有服务人员在处理和应对投诉时，需要尊重患者，细心聆听其诉求。医院设有医患办公室专门负责接待患者的投诉并进行核实调查及提供解决方案，每月向院长上报。

——《华润医疗控股有限公司 2017 年报》（P106）

M2.21 医疗纠纷发生数

【指标解读】：因医疗问题和患者产生纠纷的次数，主要指患者投诉数量。

示例：

2016 年，医疗服务成员企业医疗纠纷发生率大幅降低，各医疗服务成员企业共发生医疗纠纷 17 起，均已得到妥善处理。

——《复星集团 2017 年度社会责任报告》（P52）

M2.22 患者投诉解决率

【指标解读】：指解决投诉量占投诉总量的比例。

示例：

2017 年患者投诉反馈处理数占投诉数比重为 100%。

——《华润健康集团有限公司 2017 年社会责任报告》（P62）

M2.23 患者隐私保护

【指标解读】：指保护客户信息安全的理念、制度、措施及绩效。医疗机构不应以强迫或欺骗的方式获取有关患者的个人隐私信息；除法律或政府强制性要求外，在未得到患者许可前，不得把已获得的患者私人信息提供给第三方（包括个人或企业）。

示例：

我们致力于保护患者隐私，并确保所有与患者相关的信息（包括医疗记录、调查和诊断摘要）都存储在安全的平台上，以确保信息的隐私和机密性。病历记录由医疗记录部门安全地存储在病历系统中，只有获授权的医护人员可以访问系统，系统亦设置了密码保护，而患者的姓名在显示屏上亦以星号保护。在报告期间，我们严格遵守所有与个人隐私相关的法律法规，亦无收到任何违反隐私相关法律法规的投诉或处罚。

——《华润医疗控股有限公司 2017 年报》（P105）

M2.24 患者满意度

【指标解读】：指开展患者满意度调查的过程以及患者满意度调查结果。

示例：

各医院定期开展的患者满意度调查（调查形式有：床边问卷调查、门诊病人随机抽样调查、出院病人抽样电话随访、院长信箱反馈信息收集等）的患者满意度全部在 92% 以上，平均满意度为 95.39%。禅医荣获 2016 年"改善医疗服务示范医院"称号（国家卫生计生委/健康报社），"大型综合医院群众满意度第三方评价"区属医院广东省排名第一、大型综合三甲医院保持排名第三（广东省卫计委）。

——《复星集团 2017 年度社会责任报告》（P52）

M2.25 坚持创新驱动

【指标解读】：指内部建立鼓励创新的制度，形成鼓励创新的文化，用创新支持和促进发展。

示例：

公司鼓励各成员单位积极开展技术创新，各成员单位完善技术创新体系，加强科研平台建设，培养高科技人才，提升医院技术创新能力和技术水平，助力公司、医院长远发展。

——《华润健康集团有限公司 2017 年社会责任报告》（P28）

M2.26 创新投入

【指标解读】：指在科技或研发方面投入的资金总额。

示例：

2017 年科研投入额为 180.17 万元。

——《华润健康集团有限公司 2017 年社会责任报告》（P62）

M2.27　新增专利数

【指标解读】：指报告期间内新增专利申请数和新增专利授权数。

示例：

2017 年，本集团药品制造与研发板块专利申请达 84 项，其中包括美国专利申请 13 项、欧洲专利申请 2 项、日本专利申请 1 项，PCT 申请 10 项；获得专利授权 25 项（均为发明专利）。

——《复星集团 2017 年度社会责任报告》（P32）

M2.28　重大创新奖项

【指标解读】：指报告期间所获重大创新奖项。

示例：

2017 年重大创新奖项为 28 项。

——《华润健康集团有限公司 2017 年社会责任报告》（P62）

M2.29　科研成果产业化

【指标解读】：指对具有实用价值的科技成果所进行的后续实验、开发、应用、推广直至形成新产品、新工艺、新材料，发展新产业等活动。

示例：

报告期内，单克隆抗体的研发进一步加快，本集团有 6 个单抗品种、11 个适应症已于中国大陆获临床试验批准，其中 3 个产品进入临床Ⅲ期；另有 3 个创新单抗均于美国、中国台湾获临床试验批准。同时，利妥昔单抗注射液（用于非霍奇金淋巴瘤的治疗）于 2017 年已报新药上市申请，有望率先打破国产单抗生物类似药零的突破。

——《复星医药 2017 年社会责任报告》（P32）

（三）伙伴责任（M3）

企业的合作伙伴主要有债权人、上游供应商、下游分销商、同行业竞争者及其他社会团体。伙伴责任主要包括企业在促进产业发展、促进价值链履责、开展责任采购方面的理念、制度、措施、绩效及典型案例。

M3.1　诚信经营

【指标解读】：本指标主要描述企业对客户、供应商、经销商以及其他商业伙伴诚信经营的理念、制度和措施。

示例：

公司倡导诚信经营的理念，遵守行业规范和商业道德，尊重、保护知识产权，营造良好的行业发展环境。

——《华润健康集团有限公司 2017 年社会责任报告》（P49）

M3.2　经济合同履约率

【指标解读】：本指标主要反映企业的管理水平和信用水平。经济合同履约率＝（截至考核期末实际履行合同份数）/考核期应履行合同总份数×100%。

示例：

2017 年经济合同履约率为 100%。

——《华润健康集团有限公司 2017 年社会责任报告》（P62）

M3.3　公平竞争

【指标解读】：本指标主要描述企业保障与竞争者之间公平、公开竞争的制度或措施。它可以调动经营者的积极性，使社会资源得到合理分配。

示例：

华润双鹤在医药销售中，杜绝商业贿赂等一系列不公平竞争行为，特别禁止各种行贿行为，对医药代表进行严格的监督、管理和培训，组织签订《销售人员合规责任书》，与同业伙伴展开公平竞争，维持药品流通市场的优良竞争环境和秩序。在医药产品宣传中，确保宣传手段、渠道的合法合规，确保药品信息的真实性，杜绝虚假宣传。

——《华润医药集团 2016 年社会责任报告》（P55）

M3.4　战略共享机制和平台

【指标解读】：本指标主要描述企业与合作伙伴（商业和非商业的）建立的战略共享机制及平台，包括但不限于：长期的战略合作协议；共享的实验基地；共享的数据库；稳定的沟通交流平台等。

示例：

公司完善战略共享机制，搭建合作平台，积极与政府、企业、医院和学校等开展合作，推进当地经济和产业发展，与企业、医院和学校等共享资源，实现共同进步。

——《华润健康集团有限公司 2017 年社会责任报告》（P49）

M3.5　尊重和保护知识产权

【指标解读】：本指标主要描述企业尊重和保护其他企业和个人就其智力劳动成果所依法享有的专有权或独占权。2017 年 4 月 24 日，最高人民法院首次发布《中国知识产权司法保护纲要》。

示例：

公司引进的设备都经过了国外主管部门如美国食品药品监督管理局（FDA）、日本厚生劳动省及中国食品药品监督管理局（SFDA）等机构的认证审批，从源头上杜绝了二手设备、伪劣设备等的流入，保证了公司的医疗质量，维护了供应商权益。公司引进的所有设备都与原厂签订了维保协议，供应商能在第一时间排除故障。公司充分尊重供应商知识产权的保护，设备耗材全部从原厂引进，确保了设备性能的发挥，提高了安全性。

——《爱尔眼科 2017 年社会责任报告》（P86）

M3.6　助力行业发展

【指标解读】：本指标描述企业应利用其在价值链和行业中的影响力，发挥自身综合优势，制定与完善行业标准、创新与推广行业技术、构筑与拓展交流平台、引进与培养行业人才。

示例：

公司及各成员单位通过组织行业论坛，举办国际、国家级、省级及市级培训项目，争取成为国家及相关专业教育培训基地，成为行业发展联盟（协会）组长（成员）单位等方式，促进行业交流，为行业培养人才，促进行业规范、健康发展。

——《华润健康集团有限公司 2017 年社会责任报告》（P51）

M3.7　针对供应商的社会责任政策、倡议和要求

【指标解读】：描述企业为推动供应商履责制定的理念、制度和措施。

示例：

在挑选医疗产品、药品、医疗器械及医用耗材供应商时，我们会评核供应商的声誉、产品/服务质素及定价等因素，在不影响医疗质素的情况下，我们亦会较偏好选择与环保、负责任的供应商合作。只有通过评审合格的供应商才可以进入我们的供应商列表，而每年初我们亦会审核并评估这些供应商过去一年的表现；重新检查审视供应商的资格，从而确保供应物品的合法性。

——《华润医疗控股有限公司 2017 年报》（P107）

M3.8　因为社会责任不合规被否决的潜在供应商数量

【指标解读】：指企业统计的未通过社会责任评价而被否决的未合作的供应商数量。

示例：

因为社会责任不合规被否决的潜在供应商数量为0。

——《华润健康集团有限公司2017年社会责任报告》（P62）

M3.9　供应商社会责任日常管理机制

【指标解读】：描述企业对供应商社会责任的管理制度或措施。

示例：

昆明市儿童医院本着公平、公正、公开，平等、合作、共赢的原则，根据国家法律、法规、上级部门规章制度及医院《物资采购制度（试行）》《供应商管理制度》（草案）等，认真开展供应商管理工作，维护医院和供应商双方权益。

严把入口。进行市场初步调查，了解供应商提供产品的质量状况、价格水平、信用情况等，核实经营资质及质量保证承诺等文件；开展供应商培训，明确要求；从采购专家库中随机抽取专家作为评委，按照评标办法对投标单位进行公平、公正的评分、投票，推荐中标或成交候选人。

合同及档案管理。与合格供应商签订购销合同，明确采购物品的名称、规格、数量、价格、交货期限、质量协议、违约责任等；建立合格供应商档案，及时更新纸质和电子文件，医院HRP系统自动预警供应商更新经营许可证过期等信息。

诚信管理。实施诚信承诺制度，签订《医疗卫生机构医药产品廉洁购销合同》，建立供应商廉洁诚信档案，接受社会监督；实施诚信评估制度，每年组织供应商全面评估和分级考核，结果作为是否续签合同的重要依据；实行诚信追溯，签订购销合同时，供应商承诺所提供货物应为合法产品，不得配送"近效期"

或"失效"的产品，现场审核验收或使用过程中的质量问题，核实则赔偿损失。

评价管理。供应商评价考核小组于每季度、年度按照《供应商评价考核表》对全部供应商从信誉、产品质量、价格、合同履约等十个维度进行综合评价考核，考核结果为优秀、良好、合格、不合格 4 个等级；医院按季度将供应商考核（评价）结果以电子邮件形式反馈给供应商，并在内网上公布，通报当季考核不合格的供应商，淘汰连续两个季度考核不合格的供应商，年度考核评价不合格的供应商不再续签合同。

——《华润健康集团有限公司 2017 年社会责任报告》（P50）

M3.10　供应商社会责任审查的流程与方法

【指标解读】：描述企业对供应商、经销商等价值链上下游合作伙伴进行社会责任审查的制度、体系、方法和频率等。

示例：

宝钢股份原料采购中心到 2015 年底合格供应商数 336 家，通过环境管理体系认证的供应商数 61 家，认证率达 18%。继续推进供应商实施环境管理体系（ISO14001）认证等，对于新供应商的引入，以供应商通过环境管理体系认证作为优先条件。在对拥有船舶承运商的选择上，要求承运商通过 ISM/NSM 体系认证或者其船舶必须由通过 ISM/NSM 体系认证的船舶管理公司管理，2015 年重点承运商通过 ISM/NSM 体系认证的比例达到 100%。

——《宝钢集团有限公司 2015 年社会责任报告》（P31）

M3.11　报告期内审查的供应商数量

【指标解读】：描述企业报告期内社会责任审查覆盖的供应商总量。

示例：

2017 年本集团主要制药成员企业供应商管理情况

成员企业	桂林南药	万邦医药	奥鸿药业	二叶制药	药友制药
供应商总数量	317	655	60	256	394
年度回顾涉及供应商数量	301	533	60	161	133
回顾供应商数量/总供应商数量	95.0%	81.4%	100%	62.9%	33.7%
供应商审计方式	现场审计和书面审计结合	现场审计和书面审计结合	现场审计和书面审计结合	现场审计和书面审计结合	现场审计和书面审计结合

注：1. 万邦医药数据包含万邦医药体系内所有成员企业数据。

　　2. 药友制药数据包括药友制药体系内所有成员企业数据。

——《复星集团 2017 年度社会责任报告》（P49）

M3.12　因为社会责任不合规被终止合作的供应商数量

【指标解读】：描述企业应披露报告期内因社会责任不合规被终止合作的供应商数量。

示例：

因社会责任不合规被终止合作的供应商数量为 0。

——《华润健康集团有限公司 2017 年社会责任报告》（P62）

M3.13　供应商社会责任绩效考核与沟通

【指标解读】：指企业定期按照社会责任的相关政策和标准，对供应商的社会责任绩效进行考核的实践工作，并结合考核结果，进行针对性沟通，帮助供应商发现社会责任短板，提升可持续发展能力。

示例：

将质量、廉洁、环保等要求纳入采购要求，强化供应商评估及审核，给予进入供应商名录但考核不合格的供应商改进期限，监督供应商履责行为，共同提升履责能力。

——《华润健康集团有限公司 2017 年社会责任报告》（P50）

M3.14 供应商社会责任培训

【指标解读】：本指标主要描述通过专项培训、开展宣传教育活动等方式对供应商、经销商等价值链合作伙伴进行社会责任意识培养和能力提升，助力其更好履行社会责任。

M3.15 供应商社会责任培训绩效

【指标解读】：描述企业应披露报告期内供应商培训绩效，包括但不限于时长、人次、数量等。

四、社会绩效（S 系列）

社会绩效主要描述企业对社会责任的承担和贡献，主要包括政府责任、员工责任、安全生产和社区责任四个方面的内容。政府责任是现阶段我国企业履行社会责任的重要内容之一，主要描述企业响应政府号召，对政府负责的理念、制度、措施和绩效。员工责任主要描述企业对员工负责，保障员工权益，助力员工成长的理念、制度、措施、绩效和典型案例。社区责任主要描述企业对社区的帮助和贡献。

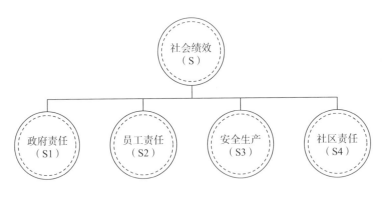

图 4 - 4 社会绩效包括的二级板块

（一）政府责任（S1）

政府责任主要包括守法合规和政策响应两个部分。

S1.1 企业守法合规体系建设

【指标解读】：主要描述企业的法律合规体系，包括守法合规理念、组织体系建设、制度建设等。合规通常包括两个方面：

（1）遵守法律、法规及监管规定。

（2）遵守企业伦理和内部规章以及社会规范、诚信和道德行为准则等。"合规"首先应做到"守法"，"守法"是"合规"的基础。

示例：

公司根据《上市公司内部控制指引》的要求，在规范公司治理的框架下，不断健全内部控制体系，增强控制环境建设、风险评估、控制活动、信息与沟通、内部监督等内控功能，保证公司经营管理合法合规。

——《爱尔眼科 2017 年社会责任报告》（P84）

S1.2 守法合规培训

【指标解读】：本指标主要描述企业组织的守法合规培训活动，包括法律意识培训、行为合规培训等。

示例：

我们亦经常组织道德方面的培训工作，包括参观反腐倡廉警示教育基地、邀请司法机关来临时进行讲座及医疗卫生领域案例通报教育等，提升员工廉洁行医的意识。我们对贪污腐败保持"零容忍"的态度，对任何贪污腐败行为必定予以严厉处分并移交司法部门。

——《华润医疗控股有限公司 2017 年报》（P138）

S1.3 纳税总额

【指标解读】：指企业在报告期内纳税的总额度。

示例：

2017 年纳税总额为 1706 万元。

——《华润健康集团有限公司2017年社会责任报告》（P26）

S1.4 支持和参与全面深化改革

【指标解读】：本指标主要描述企业在各个领域支持参与全面深化改革的行动和绩效。全面深化改革涉及企业经营管理的方方面面，包括但不限于：国有企业改革、供给侧结构性改革等。

示例：

华润健康致力于中国医疗卫生事业及健康事业的长远发展，依托华润集团雄厚的综合实力、多元化投资优势和先进的管理理念，积极参与中国医疗体制改革，在医院及健康产业的投资、运营管理方面做出了积极的探索与实践。

——《华润健康集团有限公司2017年社会责任报告》（P11）

S1.5 带动就业

【指标解读】：促进经济发展与扩大就业相协调是社会和谐稳定的重要基础。根据《中华人民共和国促进就业法》，"国家鼓励各类企业在法律、法规规定范围内，通过兴办产业或拓展经营增加就业岗位""鼓励企业增加就业岗位，扶持失业人员和残疾人就业"。

示例：

华润健康旗下颐家公司与埃森哲（中国）咨询有限公司共同发起"成功之技—技助未来"品牌公益项目，旨在培训照护管理者，为老年人提供一站式社区医养服务解决方案；为社区失业青年提供照护管理者的就业机会，缓解老龄化背景下的用工之痛。

——《华润健康集团有限公司2017年社会责任报告》（P55）

S1. 6　报告期内吸纳就业人数

【指标解读】：企业在报告期内吸纳的就业人数包括但不限于：应届毕业生、社会招聘人员、军转复员人员、农民工、劳务工等。

（二）员工责任（S2）

员工责任主要包括员工基本权益保护、薪酬福利、职业健康、员工发展和员工关爱等内容。

S2. 1　员工构成情况

【指标解读】：本指标包括但不限于男女员工人数和比例、少数或其他种族员工人数和比例、残疾人雇用人数和比例等。

示例：

2017 年 12 月 31 日，我们共有 126622 名员工，分别为 37021 名男性员工及 89601 名女性员工。其中，124931 人为全职工，1691 人为兼职或合约员工。我们的员工主要分为"医、护、技、行"四大类别。

——《华润医疗控股有限公司 2017 年报》（P108）

S2. 2　平等雇佣

【指标解读】：指企业为保障平等雇佣制定的措施或制度。

示例：

为规范雇佣并明确员工基本权益，公司严格遵守国家相关法律、法规、行政条例等，制定并严格执行相关管理制度及办法，包含《员工手册（修订）》《员工离职管理规定（修订）》《员工考勤管理规定（修订）》《中层干部管理规定（修订）》等；对补偿和处置、招聘和晋升、工时、休息时间、平等机会、多元化、反歧视以及其他利益和福利等方面均做出了明确的规定，对公司用工、社会保障管理、员工行为准则严格加以规范，最大限度地维护并保证员工的合法权益。

——《华润医疗控股有限公司 2016 年报》（P130～131）

S2.3 劳动合同签订率

【指标解读】：指报告期内企业员工中签订劳动合同的比率。

示例：

2017 年度劳动合同签订率为 100%。

——《华润健康集团有限公司 2017 年度社会责任报告》（P32）

S2.4 民主管理

【指标解读】：根据《公司法》《劳动法》《劳动合同法》等规定，企业实行民主管理主要有以下三种形式：职工代表大会、厂务公开以及职工董事、职工监事。此外，职工民主管理委员会、民主协商、总经理信箱等也是民主管理的重要形式。

示例：

公司保障全员参与公司管理的权利，通过职代会、工会主席信箱等，拓宽战略传达和基层员工诉求收集反馈渠道，群策群力，发挥专长，共同为公司发展出力。

——《华润健康集团有限公司 2017 年社会责任报告》（P32）

S2.5 女性管理者比例

【指标解读】：女性管理者与管理者总数之比，管理者主要指中层以上人员。

示例：

年份	2015	2016	2017
女性管理者比例（%）	43	43.85	5.32

——《华润健康集团有限公司 2017 年社会责任报告》（P61）

S2.6　雇员隐私管理

【指标解读】：员工具有工作隐私权，赋予员工隐私权是对雇员人格尊严的尊重。企业应建立覆盖招聘、考核等各人力资源管理环节的隐私管理体系。

示例：

公司遵守法律法规，依法与员工签订劳动合同，保障员工休假的权利，依法为员工缴纳"五险一金"，保护女员工、少数民族员工、劳务派遣工的合法权益，及时支付合理的报酬，建立工资正常增长机制，同工同酬，保护员工隐私。

——《华润健康集团有限公司2017年社会责任报告》（P32）

S2.7　反强迫劳动和骚扰虐待

【指标解读】：强迫劳动指以限制人身自由方法强迫职工劳动；骚扰虐待指践踏员工的尊严，侵犯员工的合法权益，进行寻衅滋事等行为。

示例：

本集团按照《中华人民共和国劳动法》《中华人民共和国未成年人保护法》及《禁止使用童工规定》等要求，在公司雇用政策中明确禁止使用童工和强制劳工。内部员工100%与公司签订符合《劳动法》的劳动合同，员工享有符合国家规定的休假。

——《华润医疗控股有限公司2016年报》（P136）

S2.8　多元化和机会平等

【指标解读】：员工多元化关注的重点是，具有不同文化背景和不同需要的人，是否得到了符合他们能力的工作机会。

多元化可以分为表层多元化和深层多元化：

（1）表层多元化是直观的表象，比如性别、高矮胖瘦、受教育程度、收入状况和婚姻状况等都是表层的多元化。

（2）深层多元化是指员工的潜质、价值观和经历等，有些表层多元化容易改变，但深层多元化则不太容易改变。

示例：

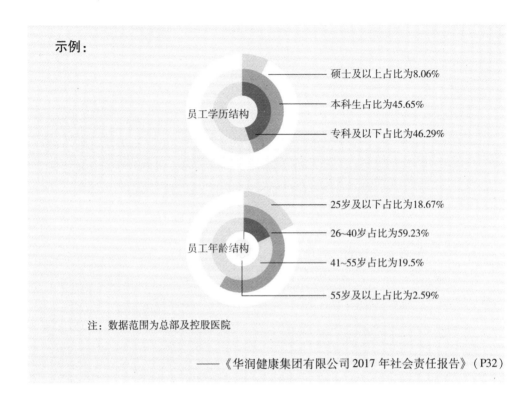

员工学历结构
硕士及以上占比为8.06%
本科生占比为45.65%
专科及以下占比为46.29%

员工年龄结构
25岁及以下占比为18.67%
26~40岁占比为59.23%
41~55岁占比为19.5%
55岁及以上占比为2.59%

注：数据范围为总部及控股医院

——《华润健康集团有限公司 2017 年社会责任报告》（P32）

S2.9　人均带薪年休假天数

【指标解读】：带薪年休假是指劳动者连续工作一年以上，就可以享受一定时间的带薪年假。其中，职工累计工作已满 1 年不满 10 年的，年休假 5 天；已满 10 年不满 20 年的，年休假 10 天；已满 20 年的，年休假 15 天。具体操作可参考现行的《职工带薪年休假条例》。

示例：

年份	2015	2016	2017
人均带薪休假天数（天）	—	—	8.46

——《华润健康集团有限公司 2017 年社会责任报告》（P61）

S2.10 薪酬与福利体系

【指标解读】：本指标须披露企业为员工制定的薪酬和福利体系。员工的福利是员工的间接报酬，包括但不限于为减轻员工生活负担和保证职工基本生活而建立的各种补贴、为职工生活提供方便而建立的集体福利设施、为活跃职工文化生活而建立的各种文化体育设施等。

示例：

在招聘方面，针对医、护、技三类前线员工，本集团的政策要求对应征者的学历及资质证明进行多重验证，确保其资历真伪，以保证我们的医疗服务能维持在高水平。华润医疗根据《中华人民共和国劳动法》及《中华人民共和国劳动合同法》制定雇用政策，要求全体员工签订合规的劳动合同。在薪酬福利方面，我们严格遵守当地雇用法规列明的最低工资标准、法定假期及休息日等。我们更会为员工提供福利费，包括节日及生日礼金，生病及丧事慰问金，交通及话费补贴等。我们提倡平等机会，反对任何歧视行为，在招聘、晋升、薪酬福利、工时及其他雇用行为等方面，不论种族、性别、年龄、身体及家庭状况，我们都会尽最大所能保障员工能享受其合法权益。

——《华润医疗控股有限公司 2017 年报》（P110）

S2.11 职业健康管理

【指标解读】：本指标指企业针对员工职业健康的保障措施和绩效，包括正式员工中年度体检的覆盖率和职业健康档案的覆盖率等。

示例：

我们明白医护行业的员工需要长时间逗留在医疗机构工作。因此，我们视员工的身心健康和安全为本集团管理之根本，严格按照国家相关法律法规，执行并实践维护员工健康和安全的社会责任，包括安排符合相关法规要求的轮班工作时间。我们通过公告、邮件、微信、视频等形式经常提醒员工注意个人健康与工作安全以增强员工安全意识，同时亦将健康安全相关指标纳入员工绩效考核范围，并且定期检查以确保各项职业健康与安全措施落实到位。我们坚持预防为主、防治结合的原则，针对不同的范畴制定了一系列职业健康与安全政策及措施：

消防安全：定期检查防火设备；定期组织火警演习；以《员工行为修养规范》禁止员工于医院范围内吸烟，保障员工及患者健康，免受二手烟的危害。

疾病防护：根据风险场所特点制定了《员工个人防护规程》及预案，并提供符合规格的防护用品，如口罩、手套；定期对防护及应急处理设备进行检查，确保其有效性和可用性；推广"手卫生"，降低感染接触性疾病的机会；根据员工工作场所的风险程度制定了《员工健康体检计划》及《员工免疫计划》，为员工提供身体检查及抽血化验。

应急处理：于各医院范围放置急救防护包；医院会定期组织应急及传染病暴发控制演练。

食物卫生：大部分的食物加工场地取得当地政府评级。

危害或医疗弃物：制定了《有害物质安全管理计划》《医疗废物管理制度》，为处理危废员工提供更多防护用品。

——《华润医疗控股有限公司 2017 年报》（P112～113）

S2.12 工作环境和条件保障

【指标解读】：工作环境和条件指职工在工作中的设施条件、工作环境、劳动强度和工作时间的总和。

示例：

本集团认为，员工是业务持续增长的关键。我们承诺为全体员工提供安全、无骚扰的工作环境，在就业、薪酬管理、培训及事业发展方面提供平等机会。此承诺已纳入我们的企业责任政策及雇用政策。本集团重视工作环境安全，全体员工于整个年度内均妥善掌握安全事宜。

——《华润医疗控股有限公司 2016 年报》（P57）

S2.13 员工心理健康援助

【指标解读】：企业需针对员工心理健康进行适当的关注和引导。员工心理健康是企业成功的必要因素，企业有责任营造和谐的氛围，帮助员工保持心理健康。

示例：

公司严格遵守《劳动保护法》《职业病防治法》和地方职业病防治条例，制定实施《华润健康职业健康管理制度》，规范职业健康管理活动，加强职业危害因素监测，增加警示警告标志标识，组织职业危害岗位员工上岗前、在岗期间、离岗前的职业病体检，建立职业健康档案，关注员工心理健康，保障员工职业健康合法权益。2017 年，总部员工体检率 99.75%，各成员单位未新增疑似职业病和职业病确诊人数。

·组织两次健康主题讲座，邀请到中医专家主讲，累计为 60 余名员工提供了健康咨询服务。

·组织以强身健体和愉悦身心为目的的第二届"健康生活快乐工作"主题健康走活动，加强了交流，提高了团队凝聚力。

·组织"日行 10000 步"健步走活动，倡导每日运动理念，鼓励职工多运动。

——《华润健康集团有限公司 2017 年社会责任报告》（P33）

S2. 14　员工培训体系

【指标解读】：企业培训体系是指在企业内部建立一个系统的、与企业的发展以及员工个人成长相配套的培训管理体系、培训课程体系、培训师资体系以及培训实施体系。

示例：

我们医护人员的医疗技术直接影响着我们的医疗服务品质，以及患者的就医体验。因此，我们十分重视提升员工的专业技能，悉心栽培他们。我们善用庞大医疗集团的优势，集中培训资源，建立了信息化培训共享平台，安排多项发展与培训，予集团旗下所有雇员自由参与，努力营造持续学习的良好风气。我们期望员工能好好善用共享平台，通过学习与分享培训成果，提升专业医疗技能及管理技巧，发挥所长。

我们实行医术、教学、研究三方面协同发展。我们严格执行驻院医师规范化培训制度，鼓励符合条件的员工参加规范化培训，以学分制保证前线医护人士在"德岗匹配、能岗匹配"的状态下提供优秀服务。临床科室更需要每月进行专业培训，组织针对 JCI 认证的培训工作。

除了一般的岗前培训，我们会为不同类别的员工制定与岗位所需专业技能匹配的在职培训及教育，如省市级或国家级继续教育学习班、学术会议、远程教育及论文发表等，并根据实际表现及突发需求，安排非常规性的培训，以提升员工的医疗技术、个人发展、领导才能及管理技巧。

——《华润医疗控股有限公司 2017 年报》（P114）

S2.15　年度培训绩效

【指标解读】：本指标包括人均培训投入、人均培训时间等培训绩效数据。

示例：

2017 年，培训投入 282.56 万元，人均培训时间 94.79 小时。大理州人民医院荣获由云南省卫计委、云南省总工会主办，云南省医师协会和昆明医科大学临床技能中心承办的首届云南省医护人员技能大赛三等奖。

——《华润健康集团有限公司 2017 年社会责任报告》（P34）

S2.16　职业发展通道

【指标解读】：职业通道是指一个员工的职业发展计划，职业通道模式主要分三类：单渠道模式、双通道模式、多通道模式。按职业性质又可分为管理类、技术类、研发类职业通道。

示例：

公司通过建立"专业""管理"双通道的职业发展路径及职业发展规划管理，拓宽管理及专业技术人才发展路径。例如：

大理州人民医院每年为300多名员工提供提交材料的指导、审核、收集及网上报名工作的服务，为员工节约了大量上网操作时间，提高了工作效率，在历年高职评审工作中，医院申报高职人员的材料收集、整理、审核工作表现优秀，获大理州卫生系统一致好评。加强组织领导，对符合高职晋升条件的人员进行摸底；加强政策宣传，认真细致把关，指引申报人员完善申报资料；及时与上级部门积极沟通评聘过程中遇到的情况；加强工作透明度，及时公示评聘动向；积极主动地向上级有关部门争取高职聘用岗位。

——《华润健康集团有限公司2017年社会责任报告》（P35）

S2. 17　生活工作平衡

【指标解读】：生活工作平衡，又称工作家庭平衡，是指企业帮助员工认识和正确看待家庭同工作间的关系，调和工作和家庭的矛盾，缓解由于工作家庭关系失衡而给员工造成的压力。

示例：

华润医疗会定期为员工举办不同类型的文娱康乐活动及比赛，如踏青、足球、羽毛球、书法、摄影、绘画及运动会，让员工在工余时间得以放松心情，促进同事间的交流，建立和谐融洽的团队精神。集团及大部分医疗机构亦会举办企业活动，如周年晚宴、春节联欢会及生日会等，增加员工的归属感。

——《华润医疗控股有限公司2017年报》（P111）

S2. 18　困难员工帮扶

【指标解读】：本指标主要指企业在帮扶困难员工方面的政策措施以及资金投入。

示例：

华润健康全方位关爱员工。高度重视困难员工帮扶工作，指导各成员单位充分发挥工会作用，关爱员工，为员工解决困难，感受公司的温暖；组织丰富多彩的活动，丰富员工文化生活、关爱离退休员工。例如：

昆明儿童医院工会建立困难员工救助三级网，为员工送去温暖。为11名已建档的市总工会春节慰问困难员工提供复核、公示、申报服务，每人获得总工会春节慰问800元；6名因病困难员工每人获得总工会国庆中秋节慰问600元；在春节、中秋、国庆节慰问大病职工（癌症肿瘤患者）19人次，为每人送去300元慰问金；全年工会及工会小组看望住院患者167人次、员工直系亲属去世慰问24人。

——《华润健康集团有限公司2017年社会责任报告》（P36）

S2.19　为员工及家属提供医疗支持（就诊、药品）

【指标解读】：指对职员工及退休员工的家属在就医上提供支持，如药品和就诊的优惠或便利。

示例：

2017年，复星医药及成员企业工会组织各类文体活动超过500次，复星医药总部工会共计走访慰问育、病、丧等39人次；为病患员工和家属协调医院就诊达132余次；员工关爱中心为需要的员工提供免费医疗咨询服务；在总部商务中心配备常用药品，供员工需要时使用；爱心妈咪小屋增添相关设备与书籍，为年轻的妈妈们提供了安全、卫生、温馨、私密的贴心空间；每年组织全体员工体检；为公司退休员工办理参加《上海市退休职工住院补充医疗互助保障计划》等。

——《复星集团2017年度社会责任报告》（P27）

S2.20　员工满意度

【指标解读】：本指标主要描述企业开展员工满意度调查的过程以及员工满意度调查结果。

示例：

年份	2015	2016	2017
员工满意度（％）	—	—	95.25

——《华润健康集团有限公司 2017 年社会责任报告》（P61）

S2.21　员工流失率

【指标解读】：员工年度流失率＝年度离职人员总数/（年初员工总数＋年度入职总数）。

示例：

为减少人才流失，每当有员工离职时，我们会主动与该员工进行面谈以了解其离职原因及寻求其对管理方面的反馈，希望能借此识别、了解及改善企业管理上的不足。于报告期间，我们的人员流失率为 6.12%。

——《华润医疗控股有限公司 2017 年报》（P109）

（三）安全生产（S3）

S3.1　安全生产管理体系

【指标解读】：本指标主要描述企业建立安全生产组织体系、制定和实施安全生产制度、采取有效防护措施，以确保员工安全的制度和措施。

示例：

公司牢固树立"将发展决不能以牺牲人的生命为代价作为一条不可逾越的红线"的意识，高标准地完善安全健康管理体系，强化组织体系建立，完善责任体系，制定岗位责任制，细化制度体系，制定质量安全规范、增加考核制度，开展应急管理和安全生产检查，组织 EHS 教育培训，实施 EHS 项目。

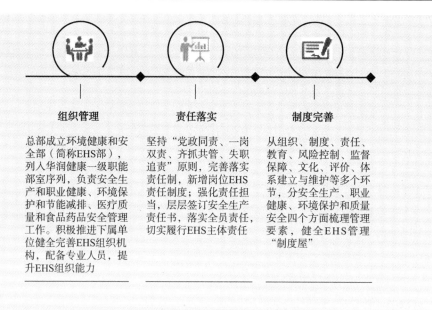

组织管理	责任落实	制度完善
总部成立环境健康和安全部（简称EHS部），列入华润健康一级职能部室序列，负责安全生产和职业健康、环境保护和节能减排、医疗质量和食品药品安全管理工作。积极推进下属单位健全完善EHS组织机构，配备专业人员，提升EHS组织能力	坚持"党政同责、一岗双责、齐抓共管、失职追责"原则，完善落实责任制，新增岗位EHS责任制度；强化责任担当，层层签订安全生产责任书，落实全员责任，切实履行EHS主体责任	从组织、制度、责任、教育、风险控制、监督保障、文化、评价、体系建立与维护等多个环节，分安全生产、职业健康、环境保护和质量安全四个方面梳理管理要素，健全EHS管理"制度屋"

——《华润健康集团有限公司 2017 年社会责任报告》（P51～52）

S3.2 安全应急管理机制

【指标解读】：本指标主要描述企业在建立应急管理组织、规范应急处理流程、制定应急预案、开展应急演练等方面的制度和措施。

示例：

公司推动各成员单位完善应急预案，依据实际积极开展应急演练活动。截至 2017 年底，成员单位共有综合应急预案 8 项、专项应急预案 78 项，现场处置方案 121 项。2017 年，昆明市儿童医院进行应急演练累计 15 次，总参加人数 1678 人，应急救援处置能力得到不断提升。

——《华润健康集团有限公司 2017 年社会责任报告》（P53）

S3.3 安全生产投入

【指标解读】：本指标主要包括劳动保护投入、安全措施投入、安全培训投入等方面的费用。

示例：

年份	2015	2016	2017
安全生产投入（万元）	1965	2341	499.38

——《华润健康集团有限公司2017年社会责任报告》（P62）

S3.4 安全教育与培训

【指标解读】：安全培训是指以提高安全监管检查人员、生产经营单位从业人员和从事安全生产工作的相关人员的安全素质为目的的教育培训活动。

示例：

公司将EHS教育培训作为一项长期的基础性管理工作，通过多种途径推进EHS教育培训工作开展，全方位提升员工预防灾害和防范危险的能力，组织成员单位员工EHS管理培训，在昆明儿童医院进行消防专项培训，同时讨论EHS管理专项议题，提高员工EHS素质和能力。

——《华润健康集团有限公司2017年社会责任报告》（P52）

S3.5 安全培训绩效

【指标解读】：本指标主要包括安全培训覆盖面、培训次数等数据。

示例：

对于EHS团队成员以多种形式推进其EHS专业能力建设，包括内部专业培训研讨会、专项培训材料自习、EHS管理要素专题分享、企业沙盘模拟演习以及实战操练等多种培训形式和途径，2017年累计组织了185067小时可追溯的EHS培训，参加人员共达43393人次，人均参与培训次数1.8次，人均培训时间7.9小时（较2016年增加36.8%）。

——《复星集团2017年度社会责任报告》（P74）

S3.6 安全生产事故数

【指标解读】：根据生产安全事故（以下简称事故）造成的人员伤亡或者直接经济损失，事故一般分为以下等级：

（1）特别重大事故，是指造成 30 人以上死亡，或者 100 人以上重伤（包括急性工业中毒，下同），或者 1 亿元以上直接经济损失的事故。

（2）重大事故，是指造成 10 人以上 30 人以下死亡，或者 50 人以上 100 人以下重伤，或者 5000 万元以上 1 亿元以下直接经济损失的事故。

（3）较大事故，是指造成 3 人以上 10 人以下死亡，或者 10 人以上 50 人以下重伤，或者 1000 万元以上 5000 万元以下直接经济损失的事故。

示例：

2016 年，本集团未发生任何安全事故。

——《华润医疗控股有限公司 2016 年报》（P132）

S3.7 员工伤亡人数

【指标解读】：本指标主要包括员工工伤人数、员工死亡人数等数据。

示例：

工伤事故发生数（次）	6	1	0
事故死亡人数（人）	0	0	0
职业病发生次数（人）	0	0	0
年度新增职业病（人）	0	0	0

——《华润健康集团有限公司 2017 年社会责任报告》（P62）

（四）社区责任（S4）

社区责任主要包括本地化运营、公益慈善、志愿服务和精准扶贫四个方面。

S4.1 社区沟通和参与机制

【指标解读】：企业需要建立与社区代表的定期沟通交流等机制，让社区代表参与项目开发、建设、运营等。在发展中听取社区居民的意见和诉求，让发展的成效更多、更好地惠及社区居民。

示例：

京能清洁能源在加快海外发展步伐、努力开拓业务的同时，积极融入当地社区，加强与利益相关方透明、诚恳的沟通，就地服务社会，建构良好社区关系，推动项目所在地的经济、社会、环境和谐发展。

澳大利亚公司以开放、热情的态度，定期举办多样化的开放日活动，通过电场参观、面对面沟通交流，向相关方展示最真实的电场运营情况，普及可再生能源知识，增加相关方对电场及新能源的了解。2016 年，公司风电场开放日共接待来访近 200 人。

主动搜集社区居民对风电场发展的意见和建议，格伦风电场派代表访问了 5 户当地居民，为当地住户介绍风电场相关信息并负责答疑。格伦风电场设立免费电话、网络邮箱和邮寄地址，任何人均可方便地进行询问和投诉。2016 年，风电场完善了咨询和投诉系统，更加快速地回复各种咨询和投诉，同时将重要的信息公布到官方网站，接受大众的监督。

——《京能清洁能源 2016 年环境、社会及管治报告》（P43～44）

S4.2　员工本地化政策

【指标解读】：员工本地化是指企业在运营过程中应优先雇用所在地劳动力。其中，员工本化最重要的是管理层（尤其是高级管理层）的本地化。

S4.3　本地化雇佣比例

【指标解读】：本指标主要指本地员工占运营所在地机构员工的比例。

示例：

年份	2015	2016	2017
本地员工比例（%）	—	—	68.07

——《华润健康集团有限公司 2017 年社会责任报告》（P61）

S4.4 本地化采购政策

【指标解读】：本指标指企业在运营过程中应优先采购运营所在地供应商商品。

S4.5 社区义务诊疗

【指标解读】：本指标描述为群众提供公益性的体检和诊疗活动及绩效。

示例：

我们旗下各成员医院经常都会举办或参与社区的义诊活动，为弱势社群及贫苦大众提供优惠甚至免费的医疗服务。除一般问诊及简单的身体检查服务，我们更向有特殊需求的患者提供专科问诊及检查服务。以下是我们于报告期间的部分义诊活动：

2017年7月14日，广东三九脑科医院与新丰县人民医院携手合作，派出多位全国知名脑科专家组成的医疗队伍，当中包括神经外科、神经内科、心理行为科、脑瘫科等，为近400名社区居民进行脑部专科的义诊服务。我们的医生亦就这次机会为基层医院带去先进技术及医学理念，帮助提升基层医院的医疗服务水平。

华润武钢总医院于2017年3月5日开展学雷锋义诊活动。我们安排约30多位来自13个科室的资深专家到钢都花园社区卫生服务中心，为社区居民提供免费咨询诊症，量度血压、血型及血糖等服务。现场，我们的医护人员耐心解答病人的各种问题，并向居民发放各类健康知识手册。义诊活动获得群众热烈欢迎，当日共约800多人接受健康咨询及问诊。

2017年3月2日，淮北矿工总医院的耳鼻喉科及头颈外科的医护人员在两宫广场开展义诊活动，向市民传达"早发现、早干预、早康复"的护耳理念。活动当中，我们的医护人员除了就听力健康进行宣讲，亦即场为50多名市民进行耳部专科检查及听力评估。

京煤总医院以"全民健康促小康，同心共筑中国梦"为主题，派出专业医疗团队到偏远的门头沟清水镇小龙门村开展大型健康义诊活动。由于当地医疗条件较落后，除提供义诊外，我们更向偏远居民传授急救方法，令山区的突发病人能在入院前得到适当的即时护理，提高获救的机会。我们为村内的白内障患者发起"光明行"活动，以救助机制为贫困百姓减免费用，使眼疾患者重见光明。

—— 《华润医疗控股有限公司2017年报》（P130~134）

S4.6 医疗援助

【指标解读】：本指标描述企业对贫困地区或在国际上捐赠资金、物资用于医疗方面，或派遣志愿者赶赴实地进行医疗援助的行为及绩效。

示例：

借助产品的优势，本集团积极配合中国政府的援非抗疟工作，自 2006 年起，共承担中国商务部对非援助项目百余个，涉及 30 多个国家和地区。2017 年，本集团承办了 2 个商务部对外人力资源培训项目，即 2017 年发展中国家药品质量管理研讨班（部级）和 2017 年亚非国家疟疾防治研修班（司局级），接待了包括乌干达卫生部副部长、常务秘书长在内的 52 位学员，分别来自乌干达、坦桑尼亚、加纳、肯尼亚、南苏丹、马拉维、赞比亚、毛里求斯、塞舌尔、斯里兰卡、埃塞俄比亚、博茨瓦纳、冈比亚、柬埔寨、捷克、巴拿马 16 个国家。

——《复星集团 2017 年度社会责任报告》（P92）

S4.7 公益方针或主要公益领域

【指标解读】：本指标主要指企业的社会公益政策以及主要的公益实践领域。

示例：

2017 年，复星医药向复星基金会捐助 700 万元，复星医药的公益捐助包括用于支持教育、科研创新、精准扶贫、关爱儿童、医患教育，特别是与抗肿瘤、慢性病管理、抗感染（抗疟疾、抗结核）等相关的重点公益项目的资助。这些公益项目是基于公司业务优势的公益部署，充分体现企业的社会责任担当。

——《复星集团 2017 年度社会责任报告》（P92）

S4.8 建立公益基金/基金会

【指标解读】：本指标主要描述企业成立的公益基金/基金会以及公益基金/基金会的运营情况。

示例：

公司建立健全公益慈善捐赠管理制度，建立"润心"等公益品牌，充分利用华润公益基金，加强与慈善公益组织的合作，为儿童、长者及其他大众谋福利。

——《华润健康集团有限公司 2017 年社会责任报告》（P55）

S4.9　捐赠总额

【指标解读】：本指标主要指企业年度资金捐助以及年度物资捐助总额。

示例：

多年来，爱尔积极投身"健康中国"建设，常年为各地群众、学校免费筛查，努力实现医疗的精准扶贫，累计为贫困眼病患者免费实施各类眼科慈善手术达 20 多万台，累计救助、捐赠和减免的金额达 4 亿元。

——《爱尔眼科 2017 年社会责任报告》（P5）

S4.10　打造品牌公益项目

【指标解读】：品牌项目指在国家、社会和公众高度关注而发展程度较低的社会、环境领域，企业开展的有一定社会影响力并且取得了显著成效的公益项目。打造品牌公益项目，能够有效发挥其对社会责任工作的重点工作牵引作用和资源整合平台作用。

示例：

为改善我国近视高增长率的现状，助力《健康中国 2030 规划纲要》社会目标的实现，爱尔眼科集团联合各地教育部门，在当地医院建立青少年近视防控基地，用于推进学生视力健康教育与近视综合防控。2017 年，在湖南、湖北、山西、广西、辽宁等省份，共计为 8000 多所学校学生进行眼健康普查和培训教育工作，引导学生掌握科学用眼知识，培养学生良好的用眼卫生习惯。

此外，联合依视路集团共同发起成立"Eye Do青少年视力健康公益计划"，2017年在湖南、广西、山西、山东、黑龙江、吉林、天津七个地区相继开展，共计为超过1000所学校、20万名学生提供视力筛查和眼健康培训，并为其中2万多名贫困家庭的近视儿童免费进行视力矫正。

——《爱尔眼科2017年度社会责任报告》（P60）

S4.11　支持志愿者活动的政策、措施

【指标解读】：志愿服务是指不以获得报酬为目的，自愿奉献时间和智力、体力、技能等，帮助其他人、服务社会的公益行为。

示例：

我们亦大力支持社区的体育活动，华润武钢总医院2017年武汉马拉松的定点医疗救护机构，于全马终点设置救护站及赛道每300米分段设置共8个医疗监测哨站，参与在场戒备及救援工作，为马拉松选手保驾护航。我们的医疗团队由近40位来自不同科室的医护人员组成，并于赛前进行专业培训及演练，在紧急情况下能做出准确判断，采取适当的急救护理。

——《华润医疗控股有限公司2017年报》（P135）

S4.12　员工志愿者活动绩效

【指标解读】：本指标主要指志愿者活动的时间、人次等数据。其中，志愿者服务时间是指志愿者实际提供志愿服务的时间，以小时为计量单位，不包括往返交通时间。

示例：

年份	2015	2016	2017
志愿者人数（人）	676	774	1010

——《华润健康集团有限公司2017年社会责任报告》（P62）

S4.13　响应精准扶贫号召

【指标解读】：消除贫困是全人类的共同理想，也是当今时代的重要主题。本指标描述企业发挥自身资金、管理、技术、人才全方位优势，为扶贫事业贡献力量。

示例：

为了践行国家精准扶贫的大政方针，切实履行企业社会责任，助力国家实现脱贫攻坚目标，公司提出了"发挥专业优势，实施视觉健康精准扶贫"的公益行动方案，集中力量、找准目标、广泛联动、精准救助，不断加大投入，积极投身国家精准脱贫行动当中。

公司的视觉健康精准扶贫计划从四个方面着手，全面构建视觉健康精准脱贫工程体系：第一，发挥专业力量，致力视觉健康脱贫攻坚。第二，通过精准筛查＋精准救助的方式，及时发现问题并解决问题。第三，在扶贫办、卫计委、残联、中国侨联等主管部门的指导下，公司与慈善总会、残基会、红十字会、华侨公益基金会等组织紧密合作，汇聚各方力量，实施精准帮扶。第四，加强"交叉补贴"机制建设，通过高毛利业务补贴贫困患者群体，从而构建一套可持续的医疗扶贫救助模式。

2017年，在甘肃、贵州、广西、云南、山西、山东、重庆、江西、青海等十多个省区市持续深入开展眼健康扶贫行动，累计持续投入5000多万元，针对患有可避免盲症和视力损害的贫困人口，实施精准帮扶、有效帮扶。

——《爱尔眼科2017年社会责任报告》（P59）

S4.14　扶贫专项资金投入

【指标解读】：企业应披露报告期内投入开展扶贫活动的专项资金总额。

示例：

年份	2015	2016	2017
健康扶贫投入总额（万元）	—	—	143.47

——《华润健康集团有限公司2017年社会责任报告》（P62）

S4. 15　脱贫人口数量

【指标解读】：本指标通过企业帮扶和地区自身发展而摆脱贫困的人口数量。

示例：

华润健康旗下各成员单位在当地政府与卫计委的组织下和华润健康的支持下，开展了深入的扶贫攻坚工作。各成员单位结合医疗工作，注重惠民利民、扶贫帮困工作，重视发挥基层干部和人民群众的首创精神，探索多渠道、多元化的精准扶贫新路径，切实贯彻创新、协调、绿色、开放、共享的发展理念，将输血和造血相结合，稳步推进脱贫攻坚工作。昆明市儿童医院帮助脱贫 89 户 285 人，大理州妇幼保健院建档立卡贫困人员 845 户 1961 人，大理州人民医院争取各方项目资金、爱心捐款 100 万元，帮助贫困人员 600 余人次。

——《华润健康集团有限公司 2017 年社会责任报告》（P02）

五、环境绩效（E 系列）

环境绩效主要描述企业在节能减排、应对气候变化、环境保护方面的责任贡献。主要包括绿色管理、绿色生产和绿色运营三个部分。

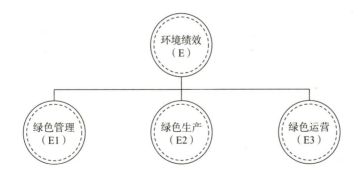

图 4 - 5　环境绩效包括的二级板块

（一）绿色管理（E1）

E1.1　环境管理体系

【指标解读】：建立环境管理组织体系和制度体系。企业应建立环境管理组织负责公司的环境管理工作，并制定相应计划、执行、检查、改进等环境管理制度。

示例：

本集团作为中国最大规模的综合医院集团，致力于秉持绿色发展的方向，为求达到集团与环境和谐协调，以可持续发展的方式管理环境范畴，确保全面遵守《中华人民共和国环境保护法》。我们亦订立了系统化的计划及制度，将环境保护的理念融入日常营运当中。其中包括积极开展节能减排项目、改造及提高可重复利用资源的回收率以及严格执行废弃处置程序。我们委任国家及地方政府认可并具有资质的危废处置企业进行有害化学及医疗废弃物的运输和处置，相关排放不低于国家标准，我们亦会定期追踪国家及地区适用的环境保护法律法规及标准更新，按情况采取相应措施，遵守规定，具体地履行企业环境保护的责任。截至2017年12月31日，本集团并无关于环境保护的任何违规。

——《华润医疗控股有限公司2017年报》（P121）

E1.2　环保预警及应急机制

【指标解读】：应建立环境预警机制，以识别、监测和评估潜在的事故或紧急情况，采取措施预防和减少可能的环境影响，针对各种环境事故制定并演练应急预案。

示例：

为科学、有序、高效应对突发环境事件，保障人民群众生命财产安全和环境安全，促进社会全面、协调、可持续发展，根据国家和北京市各级环保部门的有关文件精神，结合本公司的实际情况，万东医疗已制定《突发环境事件应急预案》（三间房厂区）、《辐射事故应急预案》《燃放烟花爆竹突发事件应急处置预案》

和《消防安全专项应急预案》等预案，定期对预案进行演练，不断健全和完善环保预警及应急机制，提高突发环境事件的应急救援反应速度和协调水平，增强综合处置突发事件的能力。

——《北京万东医疗科技股份有限公司 2017 年度社会责任报告》（P25）

E1.3　环保技术研发与应用

【指标解读】：描述企业在环保技术研发和应用方面的激励制度和相关实践。

示例：

集团鼓励各成员企业采用各种环境友好型的新产品和新技术，自愿进行各类环境改善项目，通过工艺优化和源头控制等清洁生产措施，推广 EHS 管理体系和精益管理的工具，以优化企业环境管理行为，积极降低能耗和资源消耗，提高资源循环利用率，减少企业经营活动对环境造成的影响，实现环境持续改善目标。

集团积极组织各级企业实施节能减排项目，应用环保先进技术，升级环保设施，加强运行维护管理，持续降低废气、废水和固体废弃物排放。

——《华润集团 2017 年度社会责任报告》（P77）

E1.4　环境指标统计核算体系方法

【指标解读】：企业应披露环境指标统计核算的体系方法，包括数据口径，当量换算方式等。

E1.5　环保培训和宣教

【指标解读】：本指标是指企业对员工（或利益相关方）开展的关于环境保护方面的培训或宣传工作。

示例：

公司将EHS教育培训作为一项长期的基础性管理工作，通过多种途径推进EHS教育培训工作开展，全方位提升员工预防灾害和防范危险的能力，组织成员单位员工EHS管理培训，在昆明儿童医院进行消防专项培训，同时讨论EHS管理专项议题，提高员工EHS素质和能力。

——《华润健康集团有限公司2017年社会责任报告》（P52）

E1.6　建立绿色供应链

【指标解读】：本指标指企业将环保原则纳入供应商管理机制中，并建立相应的管理评价措施。通过绿色采购、绿色运营、环保培训等方式，减轻产业链环境负荷。

示例：

目前，绿色供应链项目是指针对复星医药供应链下游的供应商进行EHS延伸审计，包括但不限于EHS文件审验及现场EHS审计。2017年，复星医药继续深入推动"绿色供应链"项目，对苏州胶囊有限公司、安徽山河药用辅料股份有限公司和上海东富龙科技股份有限公司进行EHS现场审计。审计现场，复星医药就复星医药绿色供应链项目的创建背景及相关推进计划进行了介绍，苏州胶囊、山河药辅、东富龙相关人员就自身EHS管理工作，从合规性、组织机构、费用投入、目标策划、节能减排、意识培训、持续改善等方面进行了详细阐述。同时，双方针对具体的技术细节进行了深入探讨，并根据交流情况对供应商的现场环保设施、水处理系统等进行了实地考察，针对现场发现的一些问题向供应商提出了改进意见。除此之外，双方团队还就社会责任、集采联盟等方面进行了拓展交流，希望从各方面加强企业间的协作，形成绿色联盟以推动整个行业的可持续发展。

未来，复星医药将持续推进"绿色供应链"项目。作为行业领先企业，复星医药将以"绿色供应链"项目为契机，与成员企业联动，协同提升供应链的环境管理，降低企业经营活动对环境造成的影响，有效降低对自然、环境的负荷；积极与供应链上下游企业协同，共同推进节能减排，资源循环利用，推进绿色环保措施，致力于营造更为和谐的行业生态圈。

——《复星集团2017年度社会责任报告》（P65）

E1.7　支持绿色低碳产业发展

【指标解读】：发展绿色低碳产业是应对全球共性问题、推进持续发展的共同行动。本指标主要描述以绿色低碳技术创新和应用为重点，引导绿色消费，推广绿色产品，大幅提升新能源汽车和新能源应用比例，全面推进高效节能、先进环保和资源循环利用产业体系建设，推动新能源汽车、新能源和节能环保等绿色低碳产业形成支柱产业。

示例：

集团将国家生态文明建设的相关要求落实到具体的行动中，通过优化资源配置，大力拓展绿色环保的新能源业务，严控煤电投资、关停低效燃煤小火电、停建缓建一批煤电项目，持续优化装机结构，提高清洁能源占比，积极应对气候变化，不断践行绿色低碳发展。

——《华润集团 2017 年度社会责任报告》（P76）

E1.8　环保总投资

【指标解读】：本指标是指年度投入环境保护的资金总额。

示例：

年份	2015	2016	2017
环保总投入（万元）	1023	1906	1282.74

——《华润健康集团有限公司 2017 年社会责任报告》（P62）

E1.9　应对气候变化

【指标解读】：本指标描述企业通过自身行动减缓气候变化速率和缓解适应气候变化带来的生态系统退化。

示例：

继 2016 年首次对外披露全集团碳排数据后，本集团继续加大在碳排管理工作上的试点，逐步推进全集团的碳排摸底范围及力度。

2017 年以成员企业生产、经营和办公的物理边界为责任边界范围，针对边界内的直接排放源（如天然气、液化气、城市煤气、原煤、柴油、汽油以及生物燃料油等各类能源）和间接排放源（如电力和蒸汽消耗），经内部统计测算，本集团在中国境内的经营场所内，以直接和间接方式总计排放温室气体（CO_2）82 万吨。本集团的境外成员企业 Sisram Med 在 2017 年 ESG 报告中披露，排放温室气体（CO_2）1410.2 吨。

2017 年本集团均在其可控范围内逐步减少和最小化温室气体排放，通过工艺改造实现节能减排。不断优化内部生产运营管理，连续四年保持万元产值能耗的持续下降。节能项目实现减碳效果较为明显的前四位成员企业分别为桂林南药、新生源、药友制药和二叶制药，约计减碳 7200 吨。

2017 年第三季度，本集团正积极与外部碳排服务机构接洽，目前已选定集团下属成员企业桂林南药做试点，在 2018 年完成碳排全披露及核查。

——《复星集团 2017 年度社会责任报告》（P66）

E1.10 碳强度

【指标解读】：单位产值的二氧化碳排放量。

示例：

年份	2015	2016	2017
碳强度（二氧化碳排放总量/GDP）（吨/亿元）	—	—	0.016

——《华润健康集团有限公司 2017 年社会责任报告》（P62）

（二）绿色生产（E2）

绿色生产主要包括绿色设计、节能节水、减少"三废"排放和绿色包装运输等方面。

E2.1　绿色采购

【指标解读】：企业优先购买和使用对环境负面影响较小的环境标志产品，促进企业环境行为的改善，推动绿色消费。

> 示例：
>
> 强化制度建设，重点把控材料使用、周转和回收利用；规范施工标准，减少拆改，减少建筑垃圾的产生；从设计、规划、采购等环节考虑节能降耗。免漆施工，采购 E1 级材料，使用环保产品。
>
> ——《爱尔眼科 2017 年社会责任报告》（P77）

E2.2　提高能源使用效率

【指标解读】：本指标指在企业生产过程中能量的消耗，提高发挥作用的实际消耗占实际消耗的能源比。

> 示例：
>
> 由于医院需要保持整天运作，加上大部分的医疗器材需要使用电力，能源消耗在所难免，但作为负责任的企业公民，本集团对于节约能源方面不遗余力，并严格遵守《中华人民共和国节约能源法》，在 2017 年 7 月就推出了最新版本的《节能减排管理制度》，为这一个规模庞大的医疗集团制订全面的节能减排方案，并要求各成员医疗机构成立节能减排领导小组，集中研究和决策有关环保的问题、督促检查各项相关工作的进度等。
>
> 而集团的资源消耗主要包括电力、天然气、柴油、液化石油气和水。另外，集团亦有措施减少资源的浪费，例如水资源方面，2017 年，北京市健宫医院便完成了淋浴室刷卡取水装置的安装，员工拍卡后花洒会限时出水，有效地减少用水量，同时，感应水龙头亦在集团内被广泛应用，以节约用水，北京燕化医院更收集冷凝水取代生活用水做清洁及消毒地面之用。我们亦知道防渗漏是减少消耗的重要一环，因此，定期巡检管道，并修理滴水渗漏的水龙头，例如三九脑科医

院发现旧有的铝塑热水管网,由于长期的热胀冷缩造成管壁及连接件压接松动,各病区均出现不同程度的驳口渗漏,而且该物料没有包裹聚乙烯材料保温层,热量损耗严重。医院又未设置热水主管回水管路,滞留水降温造成巨大的浪费,不利于节能环保,所以院方决定实施全院热水管网更换及加装工程,并采用保温效能较高的 PRR 复合保温管,大大提升了节能减耗的成效。

——《华润医疗控股有限公司2017年报》(P126)

E2.3 全年能源消耗总量及减少量

【指标解读】:本指标是指报告期内企业生产和运营所直接消耗的各种能源和减少的能源用量折合标准煤数量。一般情况下,纳入统计核算的常规能源产品(实物量)分为五大类,即煤、油、气、电、其他燃料。

示例:
能耗总量:80768332.38 千瓦时。
电力:51938917.80 千瓦时。
柴油:970017.43 千瓦时。
汽油:854251.78 千瓦时。
天然气:26750603.98 千瓦时。
液化石油气:254541.39 千瓦时。
每平方米楼面面积能源消耗总量:136.58 千瓦时。

——《华润医疗控股有限公司2017年报》(P98)

E2.4 单位产值综合能耗

【指标解读】:本指标指报告期内企业综合能耗与报告期内净产值之比,通常以万元产值综合能耗/万元增加值综合能耗为单位进行计量。

示例：

年份	2015	2016	2017
万元产值能源消耗（以标准煤计）	157	126.93	115.93

——《复星集团 2017 年度社会责任报告》（P102）

E2.5 使用清洁能源的政策、措施

【指标解读】：新能源是指在新技术基础上开发利用的非常规能源，包括风能、太阳能、海洋能、地热能、生物质能、氢能、核聚变能、天然气水合物等；可再生能源是指风能、太阳能、水能、生物质能、地热能、海洋能等连续、可再生的非化石能源；清洁能源是指环境污染物和二氧化碳等温室气体零排放或者低排放的一次能源，主要包括天然气、核电、水电及其他新能源和可再生能源等。

示例：

集团将国家生态文明建设的相关要求落实到具体的行动中，通过优化资源配置，大力拓展绿色环保的新能源业务，严控煤电投资、关停低效燃煤小火电、停建缓建一批煤电项目，持续优化装机结构，提高清洁能源占比，积极应对气候变化，不断践行绿色低碳发展。

——《华润集团 2017 年社会责任报告》（P76）

E2.6 清洁能源使用比例

【指标解读】：本指标是指企业在报告期内对新能源、可再生能源或清洁能源的使用数量。

示例：

华润电力优化资源配置，优先发展清洁能源。2017 年，华润电力投资预审项目 124 个，其中清洁能源 72 个，占 58%。资本性支出中清洁能源占 55%，风机设备及光伏组件采购金额达 48.8 亿元。全年新投产风力发电机组 99.7 万千瓦、

光伏发电机组 14.5 万千瓦，风电、水电和光伏发电总装机容量达 618.4 万千瓦，占华润电力发电总装机容量的 17.4%，较 2016 年上升 3.3%。其中，风电权益装机容量 562.9 万千瓦，在建容量 213.7 万千瓦；光伏权益装机容量 27.5 万千瓦，在建容量 7.1 万千瓦；水电权益装机容量 28 万千瓦，在建权益装机容量 10.7 万千瓦。

——《华润集团 2017 年社会责任报告》（P76）

E2.7　节约水资源政策、措施

【指标解读】：企业要完善企业节水管理，加强定额管理，完善用水量，加强节水技术改造，推进工业废水回用，提高水资源重复利用率，提高职工节水意识。

示例：

本集团水耗主要用于生产制造、经营服务、医疗服务和办公用水，少量消耗用于环境和/或消防应急用水等。本集团重视水资源消耗对环境的影响，在成员企业间除了积极推广节水器具的改造和应用外，如感应龙头、节能水嘴等，持续应用浓水回收、集水冷凝回收、中水回用等节水技术，降低对水资源的消耗与使用，节水降本增效持续改善。

——《复星集团 2017 年度社会责任报告》（P59）

E2.8　年度新鲜水用水量

【指标解读】：工业用新鲜水量指报告期内企业厂区内用于生产和生活的新鲜水量（生活用水单独计量且生活污水不与工业废水混排的除外），它等于企业从城市自来水取用的水量和企业自备水用量之和。

示例：

水能耗总量：1870293.00 立方米。

每平方米楼面面积耗水总量：3.16 立方米（每平方米）。

——《华润医疗控股有限公司 2017 年报》（P98）

E2. 9　减少废气排放的政策、措施或技术

【指标解读】：一般情况下，企业生产废气主要包括二氧化硫、二氧化氮、可吸入颗粒物、大气细颗粒物等。

示例：

2017 年报告期内本集团继续严格执行国家和/或地方关于大气污染排放的各项规定及要求，加强各成员企业内部大气排放相关体系要素建设，建立并强化大气污染排放治理设施的运行维保制度，确保大气环保治理设备的有效及可靠运行。2017 年桂林南药和洞庭药业锅炉煤改天然气后，共计减少燃煤约 1.15 万吨，为本集团在大气氮氧化物、硫氧化物及颗粒物的减排上做出了积极贡献。

2017 年，国家加大制药企业的 VOCs 的管制力度，上海、江苏等多地环保部门均提出了 VOCs 减排要求，本集团在完成上海地区朝晖药业的 VOCs 终端处理设施安装工程后，继续加大在江苏、重庆、湖北等地区境内企业的 VOCs 减排治理力度，新建了朝晖药业、二叶制药、凯林制药和新生源等多家企业的 VOCs 收集及减排处理设施，主要工艺包括活性炭吸附、光催化氧化等，此项总计投入金额约 2000 万元。

——《复星集团 2017 年度社会责任报告》（P63）

E2. 10　废气排放量及减排量

【指标解读】：本指标主要指报告期内企业的废气排放量及减排量。

示例：

废气排放：氮氧化物（NOx）661.53 千克，硫氧化物（SOx）38.79 千克，悬浮颗粒（PM）103.69 千克。

——《华润医疗控股有限公司 2017 年报》（P96）

E2. 11　减少废水排放的制度、措施或技术

【指标解读】：本指标所指废水主要指报告期内企业生产的生活污水以及生

产废水。

示例：

医院排放的污水，由专业人员进行氯处理和检测，符合《医疗机构水污染物排放标准》（GB18466－2005）有关规定，政府定期进行抽检（污水检测依据：HJ586－2010 和 HJ/T347－2007），抽检不合格时向医院提交检测报告。

——《华润医疗控股有限公司 2016 年报》（P128）

E2.12　废水排放量及减排量

【指标解读】：本指标主要指报告期内企业的废水排放量及减排量。

示例：

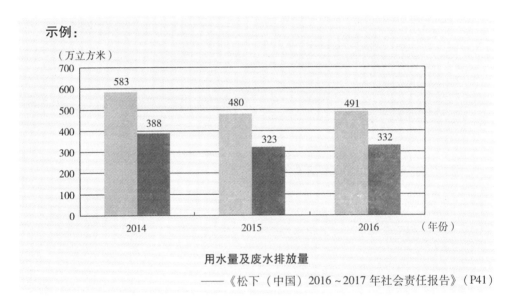

用水量及废水排放量

——《松下（中国）2016～2017 年社会责任报告》（P41）

E2.13　医疗废弃物处置措施

【指标解读】：本指标主要指对医院内部产生的对人或动物及环境具有物理、化学或生物感染性伤害的医用废弃物品和垃圾的处理所采取的措施及流程，包括但不限于：对某些感染性强的医疗废弃物品的妥善消毒乃至彻底清除。

示例：

医疗机构业务产生的废物主要为医疗废物及一般废物，本集团在各医疗机构建立了有效的收集系统分开存放各类废物，不同类别的废物以颜色分类，防止废物之间的污染及混放。

按《中华人民共和国环境保护法》要求，本集团制定了《医疗废物管理制度》及《有害物质安全管理计划》，目的是规范有害物质的管理，避免对环境产生危害、疾病传播，保障病人及员工的生命安全，当中清楚列明废物的分类。

我们业务所产生的一般废物包括住院病人、家属、医护人员所制造的生活废物，一次性的输液袋或瓶，餐厅的厨余、办公室用纸及处方单据等。此等垃圾会清晰地与医疗废料分开，最终由国家认可的合资格废物回收商收集、处理及回收。

——《华润医疗控股有限公司 2017 年报告》（P124）

E2.14　减少医疗废弃物排放的制度、措施或技术

【指标解读】：企业实行在医疗废弃物排放过程中减少排放量的政策，或在各个环节中所采用的措施或技术，确保减少医疗废弃物的排放。

E2.15　医疗废弃物排放量及减排量

【指标解读】：本指标主要指报告期内企业的医疗废弃物排放量及减排量。

示例：

年份	2017
医疗废弃物总量（吨）	322.78
医疗废弃物减排量（吨）	120 +

——《华润健康集团有限公司 2017 年社会责任报告》（P62）

E2.16　发展循环经济的政策、措施

【指标解读】：循环经济是指在生产、流通和消费等过程中进行的减量化、再利用、资源化活动的总称。其中：减量化是指在生产、流通和消费等过程中减少资源消耗和废物产生；再利用是指将废物直接作为产品或者经修复、翻新、再制造后继续作为产品使用，或者将废物的全部或者部分作为其他产品的部件予以使用；资源化是指将废物直接作为原料进行利用或者对废物进行再利用。

示例：

华润河南医药推广周转箱送货模式，倡导以塑料周转箱替代转载货物的纸箱；开发智慧物流平台周转箱回收模块，利用系统监管周转箱的使用回收情况，优化周转箱快速回收使用；与上下游客户加强沟通，回收客户废纸箱进行重复利用，减少纸箱采购与浪费，降低木材能耗。仅 2017 年 10～12 月，平均每月共节约纸箱 2000 个。

——《华润医药商业集团有限公司 2017 年度社会责任报告》（P66）

E2.17 循环经济发展绩效

【指标解读】：本指标主要指废旧金属、报废电子产品、报废机电设备及其零部件、废造纸原料（如废纸、废棉等）、废轻工原料（如橡胶、塑料、农药包装物、动物杂骨、毛发等）、废玻璃等再生资源的循环利用程度。

示例：

回收废料循环再造：纸张 8.27 吨，玻璃 3.48 吨，塑料 46.15 吨。

——《华润医疗控股有限公司 2017 年报》（P97）

E2.18 节约能源的政策及措施

【指标解读】：节约能源是指通过加强用能管理，从能源生产到消费的各个环节，降低消耗、减少损失和污染物排放、制止浪费，有效、合理地利用能源。

示例：

新建《环境保护和节能减排监督管理制度》《突发环境事件综合应急预案》，进一步规范环境保护和节能减排管理，完善环境保护和节能减排管理体系。

——《华润健康集团有限公司 2017 年社会责任报告》（P53）

E2.19　减少温室气体排放的计划及行动

【指标解读】：温室气体是指任何会吸收和释放红外线辐射并存在大气中的气体。《京都议定书》中控制的 6 种温室气体为：二氧化碳（CO_2）、甲烷（CH_4）、氧化亚氮（N_2O）、氢氟烃（HFCs）、全氟碳化合物（PFCs）、六氟化硫（SF_6）。

示例：

继 2016 年首次对外披露全集团碳排数据后，本集团继续加大在碳排管理工作上的试点，逐步推进全集团的碳排摸底范围及力度。

2017 年本集团均在其可控制范围内逐步减少和最小化温室气体排放，通过工艺改造实现节能减排方面不断优化内部生产运营管理，连续四年保持万元产值能耗的持续下降。节能项目实现减碳效果较为明显的前四位成员企业分别为桂林南药、新生源、药友制药和二叶制药，约计减碳 7200 吨。

——《复星集团 2017 年度社会责任报告》（P66）

E2.20　温室气体排放量及减排量

【指标解读】：关于温室气体的核算，可参考 ISO14064 温室气体排放核算、验证标准，也可参考国家发展改革委 2013 年发布的《中国水泥生产企业温室气体排放核算方法与报告指南（试行）》《中国电解铝生产企业温室气体排放核算方法与报告指南（试行）》《中国电网企业温室气体排放核算方法与报告指南（试行）》《中国发电企业温室气体排放核算方法与报告指南（试行）》《中国钢铁生产企业温室气体排放核算方法与报告指南（试行）》《中国化工生产企业温室气体排放核算方法与报告指南（试行）》《中国镁冶炼企业温室气体排放核算方法与报告指南（试行）》《中国民用航空企业温室气体排放核算方法与报告指南（试行）》《中国平板玻璃生产企业温室气体排放核算方法与报告指南（试行）》和《中国陶瓷生产企业温室气体排放核算方法与报告指南（试行）》。

示例：

温室气体排放总量：57269.75 吨二氧化碳当量。

直接排放：17743.06 吨二氧化碳当量。

间接排放：39526.69 吨二氧化碳当量。

温室气体减排量：9.48 吨二氧化碳当量。

——《华润医疗控股有限公司 2017 年报》（P96）

（三）绿色运营（E3）

绿色运营包括绿色办公、保护生态、环保公益三个方面。

E3.1　绿色办公措施

【指标解读】：绿色办公政策或措施，包括但不限于：夏季空调温度不低于 26℃；办公区采用节能灯具照明，且做到人走灯灭；办公区生活用水回收再利用；推广无纸化办公，且打印纸双面使用；办公垃圾科学分类；推行视频会议减少员工出行等。

示例：

除了水电的使用外，集团营运也会涉及办公室用纸及药物包装物料的消耗，我们都会尽量配合降低使用量，比如会提倡办公室减少用纸，经常鼓励雇员尽可能采用双面复印及使用纸张。部分医院会直接采用供应商提供的包装，免除后期再包装的需要。另外，部分医院的食堂为患者送餐时会使用到塑胶器皿。

——《华润医疗控股有限公司 2017 年报》（P127）

E3. 2　绿色办公绩效

【指标解读】：包括办公用电量、用水量、用纸量以及垃圾处理量等方面的数据。

示例：

开展以"节能有我、绿色共享"为主题的节能宣传周和"工业低碳发展"为主题的全国低碳日活动，倡导"绿色办公、低碳出行"，节约每一度电、每一滴水、每一张纸；昆明市儿童医院更换 LED 节能灯管近 1500 只，张贴"节约用电""节约用水"标识，巡检杜绝"长明灯"及水管跑、冒、滴、漏，安装节水水嘴，节约绿化用水。

——《华润健康集团有限公司 2017 年社会责任报告》（P54）

E3. 3　保护生物多样性

【指标解读】：根据《生物多样性公约》，生物多样性是指所有来源的活的生物体中的多样性，这些来源包括陆地、海洋和其他水生生态系统及其所构成的生态综合体；这包括物种内、物种之间和生态系统的多样性。一般而言，在涉及生物多样性保护的项目中，组织可采取以下两种方式保护生物多样性：

（1）就地保护。就地保护是指为了保护生物多样性，把包含保护对象在内的一定面积的陆地或水分划分出来，进行保护和管理。就地保护的对象，主要包括有代表性的自然生态系统和珍稀濒危动植物的天然集中分布区等。就地保护是生物多样性保护中最为有效的一项措施。

（2）迁地保护。迁地保护是指为了保护生物多样性，把因生存条件不复存在、物种数量极少或难以找到配偶等原因，生存和繁衍受到严重威胁的物种迁出原地，移入动物园、植物园、水族馆和濒危动物繁殖中心，进行特殊的保护和管理，是对就地保护的补充。迁地保护的最高目标是建立野生群落。

示例：

本集团注重项目所在区域和地域的生物多样性的保护，所有办公楼所、经营场地及工业厂区均不设置在自然保护区域内，不破坏原始植被，不使用珍稀动物来完成动物实验，生产过程中不使用珍贵植物和珍稀动物作为原材料。

在 2017 年并购中，复星医药集团要求对所有被收购企业（制造类企业）完成 EHS 尽调，以确认被收购企业在环保上的潜在风险，尽调内容之一就是土壤及地下水风险评估。若被收购企业在生物多样性保护、土壤及地下水保护中存在高风险隐患的，或被列为有条件收购项目，或否决收购，复星医药集团绝不以牺牲环境来换取经济利益，力求以实际行动为社会福祉做出贡献。

——《复星集团 2017 年度社会责任报告》（P66）

E3.4 环保公益活动

【指标解读】：环保公益活动是指企业投入资金、物资或人力支持某项环保公益事业的活动。

示例：

落实洱海保护"七大行动"，开展主题为"健康环境、健康人生"的"三清洁"志愿服务、洱海保护政策宣传等系列活动，保护洱海母亲湖。100 余名志愿者分三组分别对 3 个自然村村间道路进行清扫和垃圾清理，对沟渠、菜场等区域内的污水、堆积物、淤泥进行清运；开展洱海保护宣传，发放宣传资料，向村民宣传洱海保护知识，提高村民保护洱海意识。

——《华润健康集团有限公司 2017 年社会责任报告》（P54）

六、报告后记（A 系列）

报告后记部分主要包括对未来社会责任的计划、关键绩效、企业社会责任荣誉、对报告的点评及评价、报告参考及索引、读者意见反馈六个方面。

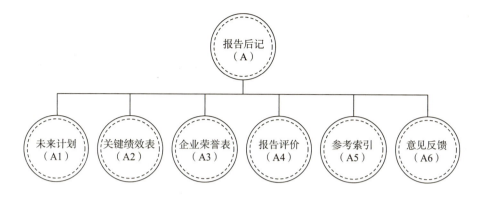

图 4 – 6　报告后记包括的二级板块

（一）未来计划（A1）

【指标解读】：公司对社会责任工作的规划。

示例：

2018 年，华润健康将进一步深化社会责任管理，打造医疗健康板块一体化投资运营平台、健康小镇平台、健康基金平台和健康教育平台四大业务平台，激发创造力和发展活力，实现更高质量、更有效率、更加公平、更可持续的发展，为员工、患者、环境、社会、伙伴等努力奋斗，让健康为幸福保驾护航。

——《华润健康集团有限公司 2017 年社会责任报告》（P01）

（二）关键绩效表（A2）

【指标解读】：企业年度社会责任关键数据的集中展示。关键责任绩效主要从定量的角度出发披露公司在报告期内取得的重大责任绩效，包括但不限于：财务绩效；客户责任绩效；伙伴责任绩效；员工责任绩效；社区责任绩效；环境责任绩效等。

示例：

类别	指标	2015 年	2016 年	2017 年
经济责任	营业收入（万元）	314700	350390	325897
	资产总额（万元）	710987	865946	942063
	纳税总额（万元）	540	797	1706
	病床使用率（%）	111.25	107	109.51
	病床周转次数（次）	32.71	32.85	49.61
	出院患者平均住院日（天）	11.12	10.96	7.74
	门急诊量（千人次）	3976.13	4198.80	3950.21
	出院量（千人次）	207473	213528	191.15
	贪污诉讼案件数目（个）	0	0	0
员工责任	员工总数（人）	8309	8326	4515
	新增就业人数（人）	530	389	81
	社会保险覆盖率（%）	99	100	99.61
	女性管理者比例（%）	43	43.85	5.32
	残疾人雇用人数（人）	38	33	5
	人均带薪休假天数（天）	—	—	8.46
	员工培训投入总额（万元）	338.248	555.9	282.56
	人均培训投入（万元）	—	—	0.064
	人均培训时间（小时）	38.12	46.65	94.79
	参训人员数（人次）	—	—	33265
	员工培训覆盖率（%）	98.62	99.9	100
	体检覆盖率（%）	86	97.19	91.87
	员工满意度（%）			95.25
	员工流失率（%）			2.10
	本地员工比例（%）			68.07

——《华润健康集团有限公司 2017 年社会责任报告》（P61）

（三）企业荣誉表（A3）

【指标解读】：企业年度社会责任重要荣誉的集中展示。主要指公司报告期内在责任管理、市场责任、社会责任和环境责任方面获得的重大荣誉奖项。

模板：

主要指公司报告期内在责任管理、市场责任、社会责任和环境责任方面获得的重大荣誉奖项。

荣誉类别	评奖机构	荣誉称号
责任管理类	……	……
市场绩效类	……	……
社会绩效类	……	……
环境管理类	……	……

（四）报告评价（A4）

【指标解读】：社会责任专家或行业专家、利益相关方或专业机构对报告的评价。

● 专家点评：即由社会责任研究专家或行业专家对企业社会责任报告的科学性、可信性以及报告反映的企业社会责任工作信息进行点评。

● 利益相关方评价：即由企业的利益相关方（股东、客户、供应商、员工、合作伙伴等）对企业社会责任报告的科学性、可信性以及报告反映的企业社会责任工作信息进行评价。

● 报告评级：即由"中国企业社会责任报告评级专家委员会"从报告的过程性、完整性、实质性、平衡性、可比性、可读性和创新性等方面对报告做出评价，出具评级报告。

● 报告审验：即由专业机构对企业社会责任报告进行审验。

（五）参考索引（A5）

【指标解读】：对本指南要求披露指标的采用情况。

模板：

《CASS – CSR 4.0 报告指南》指标索引

	指标编号	指标描述	披露位置	披露情况
指标编号	P1.1	质量保证	封1	完全采用
	……	……	……	……
责任管理	G1.1	企业使命、愿景、价值观		
	……	……	……	……
市场绩效	M1.1	规范公司治理		
	……	……	……	……
社会绩效	S1.1	守法合规体系建设		
	……	……	……	……
环境绩效	E1.1	环境管理体系		
	……	……	……	……

（六） 意见反馈 （A6）

【指标解读】：读者意见调查表及读者意见反馈渠道。

模板：

本报告是××向社会公开发布的第××份企业社会责任报告，为持续改进公司社会责任工作，不断提高履行社会责任的能力和水平，我们非常希望倾听您的意见和建议。恳请您协助完成反馈意见表中提出的相关问题，并选择以下方式反馈给我们。

公司部门

中国_____省（市）_____区_____路_____号

邮政编码：

联系电话：

电子邮箱：

您的信息

姓名：　　　　　　　工作单位：

职务：　　　　　　　联系电话：

E－mail：

意见反馈

1. 您对公司社会责任报告的总体评价是

好　较好　一般

2. 您认为本报告是否能反映公司对经济、社会和环境的重大影响

高　较高　一般　较低　低

3. 您认为本报告所披露信息、数据、指标的清晰、准确、完整度如何

好　较好　一般　差　不了解

4. 您最满意本报告哪一方面？

5. 您希望进一步了解哪些信息？

6. 您对我们今后发布报告还有哪些建议？

七、指标速查表

（一）行业特征指标表（30个）

指标名称		定性指标（●）
		定量指标（⊕）
市场绩效部分（24个）		
M2.1	医疗质量管理体系	●
M2.2	医护人员从业资格	●
M2.3	医疗质量安全教育	●
M2.4	医疗风险控制管理体系	●
M2.5	提升护理安全	●
M2.6	保障用药安全	●

指标名称		定性指标（●）定量指标（⊕）
M2.7	处方合格率	⊕
M2.8	甲级病案率	⊕
M2.9	医疗责任事故发生数	⊕
M2.10	药品质量事故发生数	⊕
M2.11	综合医疗服务能力	●/⊕
M2.12	提升医疗信息化水平	●
M2.13	提升医疗服务便利性	●
M2.14	医疗服务创新	●
M2.15	特殊医疗服务	●
M2.16	保障价格合理	●
M2.17	降低医疗成本	●
M2.18	医疗服务信息公开	●
M2.19	患者关爱	●
M2.20	应对医疗投诉与纠纷	●
M2.21	医疗纠纷发生数	⊕
M2.22	患者投诉解决率	⊕
M2.23	患者隐私保护	●
M2.24	患者满意度	⊕
社会绩效部分（3个）		
S2.19	为员工及家属提供医疗支持（就诊、药品）	●
S4.5	社区义务诊疗	●/⊕
S4.6	医疗援助	●/⊕
环境绩效部分（3个）		
E2.13	医疗废弃物处置措施	●
E2.14	减少医疗废弃物排放的制度、措施或技术	●
E2.15	医疗废弃物排放量及减排量	⊕

（二）指标体系表（170 个）

序号	指标名称	定性指标（●） 定量指标（⊕）
第一部分　报告前言（P 系列）		
（P1）报告规范		
P1.1	质量保证	●
P1.2	信息说明	●
P1.3	报告体系	●
（P2）高管致辞		
P2.1	履行社会责任的形势分析与战略考量	●
P2.2	年度社会责任工作进展	●
（P3）责任聚焦		
P3.1	公司年度社会责任重大事件	●
P3.2	社会责任重点议题进展及成效	●
P3.3	支持和参与全面深化改革	●
（P4）企业简介		
P4.1	组织架构及运营地域	●
P4.2	主要产品、服务和品牌	●
P4.3	企业规模与影响力	●
P4.4	报告期内关于组织规模、结构、所有权或供应链的重大变化	●
第二部分　责任管理（G 系列）		
（G1）愿景		
G1.1	企业使命、愿景、价值观	●
G1.2	企业社会责任理念或口号	●
（G2）战略		
G2.1	重大性社会责任议题识别与管理	●
G2.2	社会责任战略规划与年度计划	●
G2.3	推动社会责任融入企业发展战略与日常经营	●
G2.4	塑造有影响、可持续的责任品牌	●
（G3）组织		
G3.1	企业高层支持和推动社会责任工作	●
G3.2	社会责任领导机构及工作机制	●
G3.3	社会责任组织体系及职责分工	●

续表

序号	指标名称	定性指标（●） 定量指标（⊕）
\multicolumn{3}{c}{（G4）制度}			
G4.1	制定社会责任管理制度	●
G4.2	构建社会责任指标体系	●
G4.3	开展社会责任课题研究	●
\multicolumn{3}{c}{（G5）文化}			
G5.1	组织开展社会责任培训	●
G5.2	开展社会责任考核或评优	●
\multicolumn{3}{c}{（G6）参与}			
G6.1	识别和回应利益相关方诉求	●
G6.2	企业主导的社会责任沟通参与活动	●
G6.3	机构参与或支持外界发起的经济、环境、社会公约、原则或其他倡议	●
\multicolumn{3}{c}{第三部分　市场责任（M系列）}			
\multicolumn{3}{c}{（M1）股东责任}			
M1.1	规范公司治理	●
M1.2	最高治理机构及其委员会的提名和甄选过程	●
M1.3	反腐败	●
M1.4	合规信息披露	●/⊕
M1.5	保护中小投资者利益	●
M1.6	成长性	⊕
M1.7	收益性	⊕
M1.8	安全性	⊕
\multicolumn{3}{c}{（M2）客户责任}			
M2.1	医疗质量管理体系	●
M2.2	医护人员从业资格	●
M2.3	医疗质量安全教育	●
M2.4	医疗风险控制管理体系	●
M2.5	提升护理安全	●
M2.6	保障用药安全	●
M2.7	处方合格率	⊕
M2.8	甲级病案率	⊕
M2.9	医疗责任事故发生数	⊕

· 132 ·

序号	指标名称	定性指标（●） 定量指标（⊕）
M2.10	药品质量事故发生数	⊕
M2.11	综合医疗服务能力	●
M2.12	提升医疗信息化水平	●
M2.13	提升医疗服务便利性	●
M2.14	医疗服务创新	●
M2.15	特殊医疗服务	●
M2.16	保障价格合理	●
M2.17	降低医疗成本	●
M2.18	医疗服务信息公开	●
M2.19	患者关爱	●
M2.20	应对医疗投诉与纠纷	●
M2.21	医疗纠纷发生数	⊕
M2.22	患者投诉解决率	⊕
M2.23	患者隐私保护	●
M2.24	患者满意度	⊕
M2.25	坚持创新驱动	●
M2.26	创新投入	●/⊕
M2.27	新增专利数	⊕
M2.28	重大创新奖项	●/⊕
M2.29	科研成果产业化	●
（M3）伙伴责任		
M3.1	诚信经营	●
M3.2	经济合同履约率	⊕
M3.3	公平竞争	●
M3.4	战略共享机制和平台	●
M3.5	尊重和保护知识产权	●
M3.6	助力行业发展	●
M3.7	针对供应商的社会责任政策、倡议和要求	●
M3.8	因为社会责任不合规被否决的潜在供应商数量	⊕
M3.9	供应商社会责任日常管理机制	●
M3.10	供应商社会责任审查的流程与方法	●

序号	指标名称	定性指标（●）定量指标（⊕）
M3.11	报告期内审查的供应商数量	⊕
M3.12	因为社会责任不合规被终止合作的供应商数量	⊕
M3.13	供应商社会责任绩效考核与沟通	●
M3.14	供应商社会责任培训	●/⊕
M3.15	供应商社会责任培训绩效	⊕
第五部分　社会责任（S系列）		
（S1）政府责任		
S1.1	企业守法合规体系建设	●
S1.2	守法合规培训	●/⊕
S1.3	纳税总额	⊕
S1.4	支持和参与全面深化改革	●
S1.5	带动就业	●/⊕
S1.6	报告期内吸纳就业人数	⊕
（S2）员工责任		
S2.1	员工构成情况	●/⊕
S2.2	平等雇佣	●
S2.3	劳动合同签订率	⊕
S2.4	民主管理	●
S2.5	女性管理者比例	⊕
S2.6	雇员隐私管理	●
S2.7	反强迫劳动和骚扰虐待	●
S2.8	多元化和机会平等	●
S2.9	人均带薪年休假天数	⊕
S2.10	薪酬与福利体系	●
S2.11	职业健康管理	●
S2.12	工作环境和条件保障	●
S2.13	员工心理健康援助	●
S2.14	员工培训体系	●
S2.15	年度培训绩效	⊕
S2.16	职业发展通道	●
S2.17	生活工作平衡	●

序号	指标名称	定性指标（●） 定量指标（⊕）
S2. 18	困难员工帮扶	●/⊕
S2. 19	为员工及家属提供医疗支持（就诊、药品）	●/⊕
S2. 20	员工满意度	⊕
S2. 21	员工流失率	⊕
（S3）安全生产		
S3. 1	安全生产管理体系	●
S3. 2	安全应急管理机制	●
S3. 3	安全生产投入	⊕
S3. 4	安全教育与培训	●/⊕
S3. 5	安全培训绩效	⊕
S3. 6	安全生产事故数	⊕
S3. 7	员工伤亡人数	⊕
（S4）社区责任		
S4. 1	社区沟通和参与机制	●
S4. 2	员工本地化政策	●
S4. 3	本地化雇佣比例	⊕
S4. 4	本地化采购政策	●
S4. 5	社区义务诊疗	●/⊕
S4. 6	医疗援助	●/⊕
S4. 7	公益方针或主要公益领域	●
S4. 8	建立公益基金/基金会	●
S4. 9	捐赠总额	⊕
S4. 10	打造品牌公益项目	●
S4. 11	支持志愿者活动的政策、措施	●
S4. 12	员工志愿者活动绩效	⊕
S4. 13	响应精准扶贫号召	●
S4. 14	扶贫专项资金投入	⊕
S4. 15	脱贫人口数量	⊕
第五部分　环境责任（E 系列）		
（E1）绿色管理		
E1. 1	环境管理体系	●
E1. 2	环保预警及应急机制	●
E1. 3	环保技术研发与应用	●

序号	指标名称	定性指标（●） 定量指标（⊕）
E1.4	环境指标统计核算体系方法	●
E1.5	环保培训和宣教	●
E1.6	建立绿色供应链	●
E1.7	支持绿色低碳产业发展	●
E1.8	环保总投资	⊕
E1.9	应对气候变化	●
E1.10	碳强度	⊕
(E2) 绿色生产		
E2.1	绿色采购	●/⊕
E2.2	提高能源使用效率	●/⊕
E2.3	全年能源消耗总量及减少量	⊕
E2.4	单位产值综合耗能	⊕
E2.5	使用清洁能源的政策、措施	●
E2.6	清洁能源使用比例	⊕
E2.7	节约水资源政策、措施	●
E2.8	年度新鲜水用水量	⊕
E2.9	减少废气排放的政策、措施或技术	●
E2.10	废气排放量及减排量	⊕
E2.11	减少废水排放的制度、措施或技术	●
E2.12	废水排放量及减排量	⊕
E2.13	医疗废弃物处置措施	●
E2.14	减少医疗废弃物排放的制度、措施或技术	●
E2.15	医疗废弃物排放量及减排量	⊕
E2.16	发展循环经济的政策、措施	●
E2.17	循环经济发展绩效	⊕
E2.18	节约能源的政策及措施	●
E2.19	减少温室气体排放的计划及行动	●
E2.20	温室气体排放量及减排量	⊕
(E3) 绿色运营		
E3.1	绿色办公措施	●
E3.2	绿色办公绩效	⊕
E3.3	保护生物多样性	●
E3.4	环保公益活动	●

序号	指标名称	定性指标（●）定量指标（⊕）
第六部分　报告后记（A系列）		
（A1）	未来计划	●
（A2）	关键绩效表	⊕
（A3）	企业荣誉表	●
（A4）	报告评价	●
（A5）	参考索引	●
（A6）	意见反馈	●

第五章　报告过程管理

作为社会责任管理体系中的重要专项工作，社会责任报告编制具有特殊和完整的流程。主要包括：组织、策划、界定、启动、研究、撰写、发布、总结 8 项要素。重视和加强流程管控，不断优化和做实报告编制过程，能够有效提升社会责任报告的质量。

第 1 步，组织：搭建起来源广泛、各司其职、稳定高效的组织体系，支撑社会责任报告编制工作顺利完成。

第 2 步，策划：对报告要达成的目标进行系统思考和精准定位，对报告编制工作进行统筹谋划和顶层设计，确保目标明确、步骤稳健、资源匹配。

第 3 步，界定：通过科学的工具和方法，在内外部利益相关方广泛参与的基础上，确定企业重大性社会责任议题。

第 4 步，启动：召开社会责任报告编制启动会，进行前沿社会责任理论与实践培训，并就报告编制的思路、要求等进行沟通安排。

第 5 步，研究：通过案头分析、调研访谈和对标分析，对社会责任报告指标体系、撰写技巧和企业社会责任基础素材进行研究，为撰写奠定基础。

第 6 步，撰写：全面和有针对性地向总部职能部门和下属单位搜集企业履行社会责任的基础素材，完成报告内容撰写。

第 7 步，发布：报告编制完成后，通过一种或多种发布形式，一次或多次向社会公开报告，实现与利益相关方沟通。

第 8 步，总结：在广泛征集内外部利益相关方意见的基础上，以报告编制组为核心，组织报告复盘，对报告编制工作进行总结。并就报告编制过程中利益相关方给予的关注、意见和建议进行梳理和反馈，实现报告编制工作闭环提升。企业社会责任报告流程管理模型如图 5 - 1 所示。

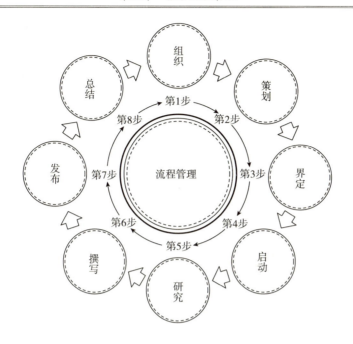

图 5 – 1　企业社会责任报告流程管理模型

一、组　织

（一）工作组组成原则

社会责任报告编制工作组是报告编制工作的责任主体，参与并主导报告编制的全过程。工作组的组成、运作水平将直接决定报告编制的效率与质量。工作组的组成应秉承以下原则：

1. 高层参与

企业管理层中，至少有一名成员深度参与报告编制工作组，并担任最高负责人。一是能更好地将社会责任报告与企业战略、文化和经营工作相结合，提升报告战略高度；二是能够更加有效地协调资源，克服报告编制过程中的困难和挑战，确保报告编制工作顺利推进。

2. 内外结合

外部专家拥有社会责任包括社会责任报告方面的专业知识，熟悉理论与实践发展的最新趋势，能够有效提升报告编制的规范性、技巧性和创新性；企业内部人员熟悉企业的发展战略、主营业务和管理经营，对报告的全方位把握更为精准，能够确保报告的准确性和契合度。内外结合组成联合工作组，能够发挥"1＋1＞2"的效果。根据企业社会责任的发展水平、现实需求和资源情况，外部专家参与的形式可分为三个层次，层度由深到浅包括：外包、深度顾问和浅层参与。

3. 注重稳定

稳定的团队才能保证工作的连续性。企业高层领导应当确保报告编制工作牵头部门的稳定，进而才能有稳定的核心团队。在组成工作组时，报告编制牵头部门也要将"稳定"作为选择内外部组成人员的重要技术原则与沟通要素，尤其是针对内部各部门和下属单位的社会责任联络人。企业应当把"编制一本报告、锻炼一支队伍、培育一种文化"作为工作目标。继而既能确保报告质量，又能夯实履责基础。

案例：华润健康集团报告编制小组

在企业文化和社会责任指导委员会的指导下，人事行政部牵头2017年社会责任报告的编制设计发布工作，各部门和各成员单位社会责任联络员积极提供展现相关业务条线及单位社会责任亮点和重点工作的资料，具体参编人员如下（排名不分先后）：

路 璐	金蕴琦	付昕怡	王 蓓	庄巧娟	屈敏呢	张 沁	游斯彬
刘 巍	曾灿霞	刘小成	李 进	张名卓	王冠宇	吕 越	张庆通
张铁松	何海洋	刘书含	胡代军	杨 春	杜 梅	康 钧	周文亮
张兴文	包亚楠	赵少非	刘 路	吕荣涛	宋 辉	易文婷	

案例：松下（中国）编委会

松下（中国）在编制报告中建立稳定编委会，由董事长担任主编，副总裁和所长担任副主编。事业助成、法务、人事中心、客户服务、供应链、物流、知识产权、财务等部门任编委成员。

```
┌─────────────────────────────────────────┐
│              编委会名单                    │
│  --------------------------------------   │
│  主　　编：                               │
│  松下（中国）董事长：横尾定颐               │
│                                          │
│  副主编：                                 │
│  松下（中国）副总裁：张凯                  │
│  事业助成所长：王晖                        │
│                                          │
│  编　　委：                               │
│  事业助成：王爱强、金冬梅、张明艳、          │
│           高巨、赵向东、张书臣              │
│                                          │
│  法　　务：刘啬、刘未来                    │
│  人事中心：陈培红、蒲彤蕾、周波、           │
│           赵静、陈索拉                     │
│  客户服务：胡金喜、陈亚苹                  │
│  供 应 链：张瑛、陆慰骊、李兴雅             │
│  物　　流：高桥宏之、刘剑初                 │
│  知识产权：小林义典、梅青                  │
│  财　　务：张艳、康宇琦、米明、陈国英        │
└─────────────────────────────────────────┘
```

（二）工作组职责分工

社会责任报告编制工作组成员分为核心团队和协作团队两个层次。其中，核心团队包括企业高管、牵头部门和社会责任专家；协作团队包括总部各部门 CSR 联络员、下属单位 CSR 联络员。由于角色和重要性不同，在报告编制的不同阶段，工作组组成人员的分工和职责各异，如图 5-2 所示。

（三）工作组运作机制

要构建一支能力突出、尽职高效的工作团队，并有效发挥工作组的价值，必须不断完善运作机制，确保工作组成员在素材搜集、智力支持、沟通协调方面充分发挥主动性和创造性。具体来说，主要包括：

1. 专项会议

在报告编制的重要节点，如启动会、培训会、工作复盘等，召开专项会议（包括视频会），工作组全体成员参加，学习理论知识、研讨工作经验、协调具体事项，确保工作效果。

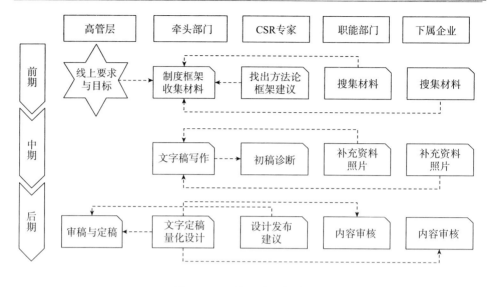

图 5 - 2　工作组成员与分工

2. 日常沟通

工作组应广泛采用信息技术和互联网技术，构建形式多样的报告编制工作虚拟空间，实现材料共享、进度共知、事项协调、学习交流的工作要求，提升工作组成员之间的沟通可及性、频率和工作黏性。

3. 激励约束

对于态度积极、工作认真、贡献较大的工作组成员及其所在的部门、单位，报告编制过程中，使用的素材要尽量向其倾斜；报告编制结束后，组织专门评比，对其进行物质或精神奖励，提升工作组成员的积极性和认同感。

二、策　划

（一）明确功能定位

工作组成立后，报告编制工作拉开帷幕。对报告进行系统策划成为工作组面临的第一要务。但在策划报告前，企业必须先思考报告编制工作希望达成的目标，并分清主要目标和次要目标，进而对报告进行明确定位。在此基础上，才能有针对地策划报告的内容、风格、流程、工作重点和资源匹配等问题。具体来说，企业对社会责任报告的定位主要包括以下类型：

1. 合规导向（1.0）

以满足政府部门、资本市场、研究机构和社会公众等利益相关方对社会责任信息披露的基本要求为首要目标。此类报告的编制，重在信息披露的完整度与合规性，难在指标的搜集和统计计算，而对报告所承载的其他功能要求较少。

2. 品牌导向（2.0）

以报告编制的过程宣传和报告编制完成后的沟通传播为首要目标。理想的路径是：对报告进行多层次、多维度、多视角的使用和传播，让利益相关方看得到、愿意看、看完之后记得住、说得出企业社会责任管理与实践的绩效，不断提升企业的品牌知名度和美誉度，并通过品牌价值的发挥促进企业可持续发展。

3. 管理导向（3.0）

以发挥报告编制对促进责任管理的"牵引"作用为首要目标。理想的路径是：以报告编制为切入点，普及社会责任理念、工具和方法，打造社会责任战略和文化，发现企业经营管理过程中存在的不足，并通过将社会责任融入企业发展战略和日常经营来弥补短板，为企业植入责任 DNA，进而实现可持续发展。对报告的不同定位，决定了报告编制的不同思路与方法以及最终的成果展现。企业根据社会责任发展趋势和自身社会责任工作开展情况，综合判断，明确企业社会责任报告基本定位，再去开展报告策划，会达到事半功倍的效果。

（二）报告短期策划

好的顶层设计是提升报告编制水平的重要保障。短期策划主要针对当年度社会责任报告，包括主题、框架、创新、时间等要素的策划（见表 5 - 1）。

表 5 - 1　报告短期策划要素详解

	意义	策划的要点	思路或案例
主题	主线串联 形散神聚	文化元素导入	借鉴或应用企业已有的愿景、使命、价值观构思报告主题，如华润集团的报告主题为"与您携手、改变生活"
		责任元素导入	借鉴或应用企业已有的社会责任理念或口号构思报告主题，如南方电网的报告主题为"万家灯火、南网情深"

	意义	策划的要点	思路或案例
主题	主线串联 形散神聚	价值元素导入	紧贴经济、社会和行业发展需求，通过凸显企业价值主张构思报告主题，如中国电子的报告主题为"链接幸福世界"
框架	提纲挈领 彰显特色	经典理论型	按照"三重底线""五大发展"、利益相关方等经典社会责任理论，完整借鉴或升级改造后，形成社会责任报告框架
		特色议题型	梳理出由企业特定的行业、定位、属性、发展阶段等要素决定的重大性社会责任议题，直接形成社会责任报告框架
		责任层次型	对企业所承担的社会责任进行重要性辨析，划分层级，形成框架，如中国电子："唯一性责任—第一性责任—之一性责任"；按照社会责任影响的范围与可及性构思报告框架，常见的有"企业—行业—社会—环境"及在此基础上的改进类型
		行动逻辑型	对企业履行社会责任的行动逻辑进行阶段切分，形成框架，常见的有"理念—战略—管理—实践—绩效"及在此基础上的改进类型
		功能划分型	为满足沟通、合规等不同功能要求，用上下或上中下篇来构思报告框架。如民生银行：上篇责任故事，下篇责任实践
		主题延展型	用解读和延展报告主题内容构思报告框架。如光大银行：报告主题为"力·道"，框架为"风险防控力，持续发展之道；经济推动力，金融普惠之道；阳光服务力，客户信任之道……"
		剑走偏锋型	按照充分发挥思维创意的原则，结合企业特有的战略、文化、行业属性、商业生态等要素，构思极具个性化的框架，凸显辨识度。如阿里巴巴：责任之本、本立道生、道生万物
创新	匠心独具 提升质量	报告体例	各章节通过构思相同的内容板块、表达要素或行文风格，凸显报告的系统性和整体感，同时确保章节自身履责逻辑完整、连续、闭环，报告内容丰富、亮点突出。如中国电科，各章都按照"新布局、新实践、新成效"来展开论述
		报告内容	紧跟社会责任发展的宏观形势，立足国家改革发展的新政策、新要求、新方向，结合企业转型升级的重大战略、创新推出的拳头产品服务以及年度重大事件策划报告内容，确保战略性与引领性。同时，适时适当延伸，增强内容的知识性、趣味性
		表达方式	应用多种表达方式，让报告更简洁、更感人、更悦读。常见的有将文字变为"一张图读懂……"；将常规案例变综合案例，把故事说深、说透、说动人；使用有冲击力、生动具象的图片等

续表

	意义	策划的要点	思路或案例
时间	详细计划 统筹推进	推进方式	组织和策划、界定与启动、撰写与发布、总结与反馈 4 个环节，时间一般按照 15%、15%、60%、10% 进行分配
		推进周期	报告周期大于 6 个月，按月制订推进计划；报告周期 4~6 个月，按周制订推进计划；报告周期小于 3 个月，按日制订推进计划
		效率提升	时间规划要预留出节假日、资料搜集、部门会签、领导审核等不可控因素，通过工作梳理实现相关流程和事项并行

（三）报告长期策划

长期规划体现了企业对报告编制工作的战略思考，是在更长的周期里，明确报告编制的目标、路径和支撑体系。具体包括报告体系、设计风格、管理制度等。如表 5－2 所示。

表 5－2　报告长期策划要素详解

	意义	策划的要点	思路或案例
报告体系	系统披露 立体沟通	内容	从内容看，社会责任报告包括常规报告、专题报告、国别报告等。如中国华电：先后编制城市供热报告、分布式能源报告、应对气候变化报告等，组成了内容丰富的社会责任报告体系
		形态	从形态看，社会责任报告包括全版报告、简版报告、PDF 报告、H5 报告、网页报告、视频报告等。纸版报告、PDF 版报告是主要形态，H5 报告和视频报告渐成趋势
		周期	从周期看，社会责任报告包括年度报告、季度报告、专项报告、日常报告等，企业应根据沟通频率需求，确定报告周期组合
设计风格	传承特色 打造品牌	横向延续	一定周期内（3~5 年），保持社会责任报告视觉风格和创意要素的一致性、渐进性，形成有辨识度的设计。如中国交建，"十三五"时期报告在统一视觉风格和设计元素下延展
		纵向一致	若下属单位编制社会责任报告，可根据需要统筹集团报告和下属单位报告设计风格。让全集团社会责任报告以统一形象展示
管理制度	建章立制 夯实基础	建立制度	报告编制前或编制实践过程中，完善编制体制机制，以正式制度形式对报告编制进行内容释义、流程固化和执行分工。如中国海油，2017 年初发布《可持续发展报告编制管理细则》

三、界定

（一）构建议题清单

议题清单的导入质量决定了企业是否能够以及在多大程度上能够识别出自身的重大性社会责任议题。因此，构建一个全面、科学、与时俱进的议题清单至关重要（见表5-3）。议题清单的识别来源于企业对社会责任背景信息的分析，在构建议题清单的过程中，需要分析的信息类别和信息来源见表5-4。

表5-3　议题清单的组成要求

	释义	控制点
全面	覆盖企业内外部利益相关方诉求和有影响力的社会责任政策、标准、倡议所要求的责任要素	广泛度
科学	以企业的行业、属性、发展阶段为基本立足点，纳入与企业自身社会责任活动相关的议题	精确度
与时俱进	紧跟国内外社会责任发展趋势以及经济社会发展的最新战略方向和现实需求	准确度

表5-4　议题识别的环境扫描

信息类别	信息来源
宏观形势	重大国际共识，如推动和落实联合国2030可持续发展目标（SDGs）、积极应对全球气候变化等 国家整体规划，如国民经济和社会发展第十三个五年规划 国家重大政策，如"四个全面"战略布局 相关部委推动的全局性重点工作，如扶贫办主导的精准扶贫、工信部主导的绿色制造、国资委主导的国企改革等 媒体关注和报道的国家改革发展过程中存在的突出矛盾和迫切需求，如资源环境约束、各类腐败问题等
政策标准	社会责任国际主流标准，如ISO26000、GRI Standards等 社会责任国内主流标准，如中国社科院《中国社会责任报告编写指南》、国家标准委《社会责任国家标准GB/T36000》等 政府部门的社会责任政策要求，如国务院国资委《关于国有企业更好履行社会责任的指导意见》、中国保监会《关于保险业履行社会责任的指导意见》等 资本市场的社会责任政策要求，如香港联交所《环境、社会及管治报告指引》、沪深两市《关于进一步完善上市公司扶贫工作信息披露的通知》等 行业协会的社会责任倡议标准，如中国集团公司财务公司协会《社会责任公约》

续表

信息类别	信息来源
利益相关方关注点	各职能部门日常工作中与利益相关方的沟通交流，如人力资源部与员工的沟通，采购部与供应商的沟通，GR部门与政府的沟通等 专门的利益相关方沟通交流活动，如中国石化每年举办多期企业公众开放日 专门的利益相关方沟通交流会议，如专题性或综合性的圆桌会议 利益相关方调查，如企业社会责任报告开设的意见反馈专栏 与社会责任研究推进机构沟通交流，如与研究机构、行业协会等沟通，更加宏观和系统地了解利益相关方对企业的诉求
企业经营管理实践	企业使命、愿景、价值观 企业中长期发展战略 企业社会责任专项发展战略 企业经营管理制度 企业通信、报纸、刊物

案例：华润健康集团社会责任议题管理

华润健康从运营实际出发，结合国际、国内社会责任标准、指南、规范，通过召开社会责任报告编制启动会和总结会、邀请社会责任专家提意见、问卷调查等方式，主动识别重要利益相关方及关键议题，积极回应利益相关方诉求，提高社会责任工作水平，实现与利益相关方的共同成长。

识别	标准、指南、规范分析，形成议题库 开展行业对标，识别行业相关议题 政策舆情分析，识别出具有普遍社会需求的议题 内外部沟通，通过利益相关方问卷调查、社会责任专家对话、先进企业社会责任交流等方式，识别广泛的议题
排序	对公司的影响，对公司战略、运营和管理等的影响 对利益相关方的影响，对利益相关方的重要程度
审核	内部审核，企业文化和社会责任工作指导委员会、社会责任执行组、职能部门、各成员单位、员工意见征集
确认	确认关键议题，编写报告，开展社会责任实践

案例：中国石油天然气集团公司议题清单构建

中国石油天然气集团公司按照实质性、完整性、平衡性的原则，结合利益相关方关注与公司的重大社会影响问题。

（1）公司关注利益相关方的诉求。通过社区访谈、定期报告、实地调研、网络沟通等多种方式，倾听利益相关方意见，就他们关注的重大议题提出报告建议。

（2）评估公司的可持续发展战略，选择与公司战略、风险、机遇相关的重大社会、经济和环境影响内容。

（3）参考国际标准化组织社会责任国际指南 ISO26000 等各类非政府组织的社会责任倡议与标准，选择报告议题。

（4）综合评估上述利益相关方关注与公司战略影响，筛选报告议题，确定每个议题的时间跨度、影响范围，确保披露信息的准确性。

（二）界定实质性议题

构建了社会责任议题清单后，企业可以通过"对企业可持续发展的重要性"和"对利益相关方的重要性"两个维度，对议题进行排序，界定出实质性议题。如图5－3所示。

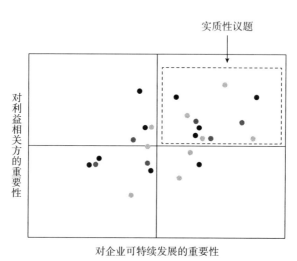

图5－3　实质性议题筛选模型

如何判定议题对企业可持续发展的重要性以及对利益相关方的重要性，需要采取多种理论、工具和方法。要判断议题对利益相关方是否重要，需要股东、客户、合作伙伴、政府、员工、社区代表等利益相关方的参与。可以采取有针对性的利益相关方访谈，也可大范围发放议题调查问卷，还可综合采取以上两种方式。要判断议题对企业可持续发展是否重要，可参考表5-5的原则标准。

表5-5　议题对企业可持续发展的重要性判别标准

类别划分	要求	评分
服从区	底线要求，企业必须要做的事，否则会影响企业生存	五星
选择区	对企业品牌有价值，但对企业核心业务的促进作用不明显	一至四星
结构区	对社会有价值，但对企业价值不明显	一至四星
战略区	极富社会公共价值，又能发挥企业专业优势，强化自我，形成壁垒	五星

在初步筛选出一定规模的实质性议题后，应征询内外部专家意见，并依照专家意见进行微调后，报送企业可持续发展领导机构审核批准。

在实质性议题得到企业可持续发展领导机构审批后，企业应对重大性议题进行应用和管理。在企业社会责任报告中集中重点披露重大性议题的界定过程和企业在重大性社会责任议题方面的管理、实践和绩效，并对议题进行定期更新升级。

案例：南方电网实质性议题评估

中国南方电网责任有限公司采用GRI G4指南中推荐的实质性检验流程，多方收集内外部信息，根据利益相关方评估以及业务对经济、社会、环境的影响确定议题的优先级，最终确立与可持续发展管理息息相关的议题。

形成议题库

议题识别：基于全球社会责任报告编制标准等因素，从公司一体库中选出75个备选议题。

议题评估分析

问卷调查：创新采用微信调研方式开展为期15天的移动互联网问卷调研，并回收有效问卷3602份，其中内部1916份，外部1686份。

筛选实质性议题

筛选评估：客观审视议题的影响力，考量利益相关方调查意见，从备选议题中筛选出重要议题。

审核确认

经公司管理层与专家审核，确认实质性议题，制定与实施行动计划并重点披露。

实质性矩阵分析结果

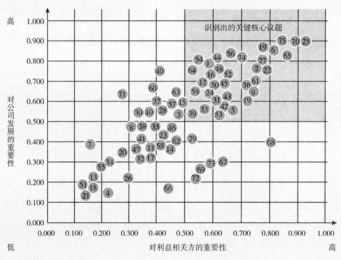

关键核心议题一览

① 提升电能质量	㊷ 推进反腐倡廉	㊹ 畅通员工职业发展通道
② 减少客户停电时间	㊸ 遏制电力违法	㉒ 举办文体活动
⑤ 计量公正、计费合规	㊹ 公平、公开采购和招标	㊹ 帮扶、照顾特殊群体
⑥ 优化服务水平	㊺ 开展责任采购和招标	㊻ 关注员工心理健康
⑨ 系统稳定运行	㊽ 践行"一带一路"倡议，助力老挝、越南等地区的发展	
⑫ 保障员工职业健康与安全	㊾ 开展国内外交流与合作	
⑯ 支持电网建设方面的创新探索	㊿ 服务五省区经济发展	
⑲ 开展节能发电调度	㊾ 落实国家精准扶贫政策	
㉒ 支持新能源发展	㊾ 支援灾区重建	
㉕ 建设绿色变电站	㊾ 推进农网改造升级	
㉗ 降低线损	㊾ 提升农民用电质量和生活水平	
㉛ 搭建节能平台	㊿ 提升民族地区供电服务质量	
㉝ 支持电动汽车发展	㊿ 透明招聘	
㊱ 积极开展电力体制改革配套建设，助力供给改革	㊿ 薪酬福利体系	
㊴ 信息化建设		

四、启动

（一）召开启动会

启动会是社会责任报告编制的重要环节和仪式，需要企业高层领导出席，报告编制工作组全体成员参加。启动会主要完成两项工作，即能力培训和工作部署。

1. 能力培训

在启动会上对全体人员进行培训。对于初次编写报告的企业，或是社会责任工作联络人以新接手员工为主的企业，重点培训什么是社会责任和社会责任报告，为什么要履行社会责任和发布社会责任报告，如何履行社会责任和编制社会责任报告等。对于连续多年编写报告的企业，或是社会责任工作联络人以有经验员工为主的企业，重点培训社会责任发展的宏观形势，企业社会责任理论与实践最新进展，热点社会环境议题发展现状等。普及并不断深化其对社会责任的认识。

2. 工作部署

在启动会上，企业要做详细工作部署。主要包括：

第一，高层领导就企业履行社会责任和社会责任报告编制相关工作的重要性阐明立场，并明确工作的质量目标，统一思想。

第二，牵头部门就社会责任报告编制思路和框架进行解读。

第三，牵头部门就社会责任报告编制所需的各类素材要求进行说明和分工。

第四，牵头部门就社会责任报告编制的时间进度进行说明，并明确关键时间节点。

案例：中国交通建设集团 2016 年报告启动会

2017 年 1 月 24 日，中国交通建设集团在总部召开 2016 年度社会责任报告启动会。会议由时任党委工作部副总经理查长苗主持，董事会办公室、办公厅、人力资源部、财务资金部、战略发展部、运营管理部、科学技术部、监察部、安全质量环保监督部、审计部、法律部、信息化管理部、金融管理部、物资采购管理中心、港航疏浚事业部、路桥轨道交通事业部、装备制造海洋重工事业部、投资事业部、海外事业部等职能部门部长及负责人和中交房地产、中国港湾、中国路桥等下属企业负责人参与出席。启动会首先由党委工作部就企业履行社会责任和社会责任报告编制相关工作的重要性阐明立场，并明确工作的质量目标，统一思想。随后牵头部门下发社会责任报告思路和框架，并现场对与会人员进行解读和答疑，明确关键时间点。随后，中国交通建设集团还邀请中国社科院经济学部企业社会责任研究中心专家对职能部门下属企业负责人进行社会责任培训，提升集团社会责任认知。

（二）签发启动通知

随着社会责任报告编制工作的推进，一些领先的企业已经形成了稳定的团队、成熟的制度流程和高效的信息报送方法，通过现场会部署工作的必要性不再突出。与此同时，企业通过例行的内外部社会责任培训，建立了能力建设的有效机制。通过现场会进行能力培训的必要性也不再突出。因此，一些企业开始通过"签发启动通知"的方式来启动年度社会责任报告编制工作。通知要素包括：总体要求、组织及前期准备工作、编写内容要求、发布与传播要求、设计和咨询辅导等。

案例：华润集团关于编写《华润（集团）有限公司 2015 年社会责任报告》的通知

华润集团在撰写《华润（集团）有限公司 2015 年社会责任报告》前向集团各部室、战略业务单元、一级利润中心下发函文，对报告总体要求、前期准备、内容、传播、设计方面进行通知，启动当年度社会责任报告编制工作。

关于组织编写2015年版
社会责任报告有关事项的函

集团各部室、战略业务单元、一级利润中心：

编制社会责任报告，是普及社会责任知识，提高认识，推进社会责任管理和践行的重要抓手。为进一步通过报告编制工作，全面提升社会责任能力，集团决定在总结上年编制经验的基础上，继续开展2015华润社会责任报告的编制工作。现将有关要求说明如下（工作排期见附件一）。

一、总体要求

2015华润集团社会责任报告由集团、战略业务单元、一级利润中心共同编制，分主报告、独立报告和简版报告三种形式。

主报告由集团负责编制，独立报告、简版报告由集团直属企业负责编制，编制单位自行发布出版。

独立报告编制单位包括，集团在香港上市公司、华润医药所属上市公司，以及华润万家、华润啤酒、华润怡宝三家行业领先企业。需根据社会责任报告规范体例和要求进行编制，发布时间与上市公司年报发布时间同步。

五、研究

（一）研究内容

社会责任报告是规范、专业、展现企业价值的沟通工具，在报告撰写前，企业必须围绕"规范性""专业性"和"价值性"进行基础研究，占有大量报告撰写所必需的素材和方法，能够提升报告编写的质量和效率。研究的内容包括：

1. 指标体系

社会责任报告必须符合相关标准的规范性要求。企业可从权威性、针对性和操作性三个维度综合选择确定自身参考的报告编写标准。然后对报告参考标准中的具体指标进行研究，并围绕指标准备素材。具备条件的企业，可以研发企业自身的社会责任报告指标体系，将指标固化、内化。指标研发遵循以下原则：

- 综合参用国内外权威标准的指标内容。
- 与企业已有的经营管理指标尽量结合。
- 围绕主要业务板块策划企业特色指标。
- 区分定性指标和定量指标，短期指标和长期指标。
- 数量适中，每个指标都能有对应部门落地实施。

2. 工作亮点

工作亮点即企业在报告期内社会责任管理和实践领域的创新做法、突出成绩及典型案例，是企业经济、社会和环境价值的集中承载，是报告中需要着重突出的内容，梳理、总结和挖掘年度工作亮点意义重大。它涵盖责任管理、本质责任、市场责任、社会责任和环境责任等方方面面。梳理工作亮点秉承以下原则：

- 全人类共同关注和致力于解决的。
- 符合国家战略且取得成绩的。
- 有重大创新，引领行业甚至世界的。
- 有重大突破，显著弥补过往短板的。
- 形成了特色、体系和模式的。
- 具有高度社会、环境价值的。

3. 报告技巧

研究和采用丰富的报告编制技巧，能够显著提升社会责任报告出彩的概率。企业在编制报告过程中需要重点把握的编制技巧包括：

- 如何体现报告的前瞻性与引领性。
- 如何（建模）体现报告的理论性与系统性。
- 如何确定报告主题，并使主题成为主线。
- 如何搭建报告体例，并使体例成为暗线。
- 如何处理"简明扼要"与"生动表达"之间的关系。

- 如何处理"共性"与"个性"的关系。
- 如何处理"传承"与"创新"的关系。
- 如果处理"国际化"与"本土化"的关系。
- 如何提升报告的交互性。
- 如何与众不同。

（二）研究方法

为全面深入了解指标、亮点工作和报告技巧，企业可综合采用文献分析、调研访谈和对标研究方法。其中，文献分析主要对应指标和亮点工作研究；调研访谈主要对应亮点工作研究；对标研究主要对应报告技巧研究。

1. 文献分析

研究报告指标时，参考文献主要包括：社会责任国际主流标准、社会责任国内主流标准、政府部门和资本市场的社会责任政策要求、行业协会的社会责任倡议标准、其他研究机构的标准、企业自身经营管理指标等。

研究工作亮点时，参考文献主要包括：

- 董事长、总经理年度重大会议讲话（如半年工作会、年度工作会）。
- 职能部室年度工作总结。
- 下属单位年度工作总结。
- 专题简报（如安全生产、节能减排、精准扶贫等）。
- 报纸、刊物。
- 企业志及其他内部出版物。
- 重要影像资料（如企业宣传片）。
- 其他。

2. 调研访谈

从报告编制的角度看，调研访谈的主要目的是挖掘企业年度社会责任工作亮点。除此之外，牵头部门也可利用调研访谈的机会，向被调研、被访谈单位和对象进行社会责任理念宣贯和社会责任工作意见征求等。调研访谈的对象包括企业高层领导、职能部室、下属单位和利益相关方。调研访谈纲要如表5-6所示。

表5-6　企业社会责任报告编制调研访谈对象

对象	纲要
高层领导	● 社会责任面临的机遇和挑战 ● 社会责任理念、愿景 ● 社会责任战略和目标 ● 社会责任重点工作 ● 社会责任报告的定位和要求
职能部室 & 下属单位	● 年度主要工作进展 ● 相关责任议题实践情况 ● 社会责任典型案例 ● 对社会责任工作的意见建议 ● 对社会责任报告的意见建议
利益相关方	● 相关方基本情况介绍 ● 与之相关的企业责任实践具体情况 ● 对企业社会责任工作的评价 ● 对企业社会责任工作的期待 ● 对企业社会责任报告的意见和建议

3. 对标研究

对标是社会科学中经常采用的研究方法。对标研究的关键在于，确定与谁对标及对标什么？即选取对标对象和对标维度。社会责任报告对标的维度主要参考报告技巧的研究内容，如报告主题选取、框架搭建、体例设计、表达方式等。除此之外，企业在对标报告写作技巧的过程中，也可就相关企业的社会责任管理情况进行对标，为提升企业社会责任管理水平奠定基础。选取对标对象原则如下：

● 社会责任工作领先企业，如中国社会责任发展指数领先企业、入选 DJSI 企业等。

● 社会责任报告获奖企业，如社科院五星级报告、CRRA 获奖报告企业等。

● 行业中影响力大的企业，如行业中规模前 5 的企业。

● 国内与国外企业兼顾，适度侧重国外企业。

● 行业内与行业外企业兼顾，适度侧重行业内企业。

● 对标对象在精不在多，深度对标的企业数量控制在 10 家左右为宜。

六、撰写

（一）确定撰写方式

根据社会责任发展的不同阶段和实际情况，企业可以采取两种报告撰写方式，即核心团队撰写（牵头部门＋外部专家）和部门分工撰写，具体如表5-7所示。

表5-7　报告撰写方式

类别	释义	适合企业	关键要素	优点
核心团队撰写	以社会责任牵头部门和外部专家组成的核心团队为主，撰写社会责任报告。职能部室和下属单位负责提供素材和审核内容	起步期企业	深度挖掘素材精准语言表述	降低风险提高效率
部门分工撰写	以职能部室为主，按职能条线分工撰写社会责任报告。核心团队规定编制要求、制定版位表、开展培训和汇总统稿。下属单位向集团各职能部室分别提供相关素材支撑并审核内容	成熟期企业	稳定的人员精确的版位表高质量的培训强有力的管控	完善机制形成合力培育文化

（二）明确撰写流程

社会责任报告从初稿撰写到文字定稿，是多次修改完善、数易其稿的结果。流程为：素材收集、报告分工、初稿撰写、初稿研讨、素材补充、修改完善、报告统稿、部门会审、修改完善、领导审核、修改完善、文字定稿。

（三）搜集撰写素材

充足、有针对性的素材是报告质量的保证。企业在收集报告编写素材时可采用但不限于下发资料收集清单和开展研究（详见第五节）。资料清单的要点是：

● 针对不同部门和单位制作针对性清单。

● 内容包括定量数据、定性描述（制度、举措）、优秀案例、利益相关方评价、照片和影像等。

● 填报要求要清楚、翔实，如数据要规定年限，定性描述要规定描述的维度和字数。

● 优秀案例要规定案例的撰写要素和字数，图片要规定大小等。

● 有明确的填报时间要求。

● 明确答疑人员及其联系方式。

资料清单模板：××公司社会责任报告数据、资料需求清单

填报单位：

人力资源部填报人：

审核人：

一、填报说明

二、数据指标

编号	指标	单位	2014 年	2015 年	2016 年	备注
1	员工总数	人				
2	劳动合同签订率	%				
……	……					

三、文字材料

1. 公平雇佣的理念、制度及措施

2. 员工培训管理体系

……

四、图片及视频资料

1. 员工培训的图片

2. 文体活动图片

……

五、贵部门认为能够体现我公司社会责任工作的其他材料、数据及图片

……

六、案例样章

……

七、发布

（一）选择发布时间

为确保社会责任报告的时效性，原则上一般在每年的 6 月 30 日前发布上一年度社会责任报告，但没有强制要求。另外，资本市场对上市公司社会责任报告发布时间有一定要求，如上海证券交易所要求上市公司与年报同步发布社会责任报告，香港联合交易所要求上市公司在年报发布 3 个月内发布社会责任报告。除此之外，企业可根据自身需要，灵活选择社会责任报告发布时间。发布时间结合公司重大纪念日或全球、国家的主题节日能够产生较为广泛的社会影响。

（二）确定发布方式

当前，社会责任报告最主要的发布方式有两种，第一是挂网发布；第二是召开发布会。同时，企业还可根据需要进行重点发布，如表 5 - 8 所示。

表 5 - 8　社会责任报告发布方式

类别	释义	优点	缺点
挂网发布	将定稿的电子版报告上传企业官网或以官微推送，供利益相关方下载阅读。这是报告最常见的发布形式	成本低难度小	影响小
召开发布会	可分为专项发布会和嵌入式发布会。专项发布会即专门为发布报告筹备会议，邀请嘉宾和媒体参与；嵌入式发布会即将报告发布作为其他活动的一个环节，如企业半年工作会、企业开放日等	影响大	成本较高工作量较大
重点发布	对于重要的利益相关方（高度关注企业或企业高度关注），将社会责任报告印刷版直接递送或将社会责任报告电子版或网站链接通过邮件推送	影响精准	需跟其他方式组织发布

（三）策划发布会

企业必须对发布会进行精心策划，才能达到理想的效果。通常包括嘉宾策划、材料策划、宣传策划、设计策划、会务策划等，如表 5 – 9 所示。

表 5 – 9 发布会考虑要素

类别	释义
嘉宾策划	企业内外 VIP 嘉宾邀请，参会嘉宾邀请等
材料策划	议程、邀请函、领导讲话稿、主持词、流程 PPT、现场展示材料等
宣传策划	媒体邀请、预热稿、新闻通稿、后期系列宣传稿等
设计策划	主视觉、现场展板、KT 版、易拉宝等
会务策划	场地、礼仪、物料、餐饮、小礼品等

案例：国家开发投资公司 2016 企业社会责任报告发布会

2017 年 6 月 22 日，国家开发投资公司在京正式发布 2016 企业社会责任报告，并推出国投首部社会责任专题片，举办首个央企社会责任专题展。发布会上，王会生董事长发表讲话，国务院国资委综合局副局长曹学云到会并讲话，中国社会科学院工业经济研究所所长、中国企业社会责任报告评级专家委员会副主席黄群慧代表第三方发言。冯士栋总裁代表公司正式发布《报告》，阳晓辉副总裁主持报告发布会。

中国石化、中国电子、中国华能、中国电建等企业代表出席会议。新华社、《光明日报》、《经济日报》、中央人民广播电台、国资报告、《企业观察报》、人民网、新华网等 21 家媒体记者应邀出席发布会。国投公司领导，总师、总助，各部门（中心）、子公司及在京成员企业主要负责人参加发布会。

八、总结

（一）准备复盘材料

对报告编制的全过程进行回顾，对报告预设目标的达成情况进行评估，对内容和形式上的创新与不足进行总结。既是报告编制流程管理的必要环节，也是循环提升报告编制质量的有效方式。复盘材料应包括但不限于：

- 报告编制全流程工作回顾。
- 报告的主要创新点。
- 报告取得的成绩。
- 报告编制存在的不足（包括流程控制、沟通协调、内容形式、沟通传播等）。
- 下一年报告编制工作的初步设想。
- 下一年社会责任整体工作的初步设想。

（二）召开复盘会议

复盘材料准备完毕后，择机召开报告复盘会。在组织复盘会时应注意考虑以下因素：

- 复盘会时间：原则上报告发布 1 个月内。
- 复盘会参与人员：核心团队（牵头部门＋外部专家）必须参加；高层领导原则参加。
- 工作组其他人员（职能部室、下属单位、利益相关方）建议参加。
- 复盘会形式：工作负责人主题发言＋参会人员充分讨论。
- 复盘会结果：形成会议总结和工作决议。

（三）反馈复盘结果

在报告编制复盘会后，企业应向外部利益相关方和内部相关职能部室和下属单位进行反馈。反馈的主要形式包括但不限于会议、邮件、通信等。反馈的内容主要是本次报告对内外部利益相关方期望的回应、报告编制工作的得失和未来社会责任报告编制及社会责任整体工作的行动计划。

第六章　报告价值管理

近年来，关于社会责任报告的价值，学术界与企业界进行了诸多探讨和梳理。比较为人们所接受的观点是：社会责任报告可以起到"内质外形"，即"内强管理""外塑形象"的作用。中国社科院企业社会责任研究中心也曾归纳企业社会责任报告的六大工具性价值，即传播企业品牌形象的工具、塑造与传播企业文化的工具、实施目标管理的工具、管理企业风险的工具、传递外部知识的工具、与利益相关方沟通的工具。由此可见，对于社会责任报告的价值问题，社会关注由来已久，且已形成基本共识。

遗憾的是，社会责任报告的价值在长期以来只是一个逻辑自洽的理论推导。虽然在概念上为人们所接受，但报告究竟是如何发挥价值的，该如何更好地发挥报告的价值却一直鲜有深入研究。因此，企业在实践的过程中，没有系统指引，只能艰难探索，而取得的成效也千差万别：发挥了报告价值的企业，以报告为牵引，实现了管理和品牌的双提升，社会责任工作的系统性、创新性不断增强，已进入了"内生驱动""协调发展"的新阶段；没有发挥社会责任报告价值的企业，报告失去了生命力，或勉强维持、或干脆终止，社会责任工作也陷入了没有抓手，也没有成效和亮点的境地。

社会责任报告的价值就是其"有用性"，它是企业编制社会责任报告的出发点和落脚点，是社会责任报告的"生命力"所在。支持编制社会责任报告的企业，驱动力各不相同；不支持编制社会责任报告的企业，原因只有一个——认为报告没有价值或是价值不明显。"报告天然有价值，但并不自然发挥价值"。梳理报告的价值，并通过开展系统的价值管理，进而最大程度地发挥报告的价值，是《指南4.0》的重要内容和突破。企业社会责任报告价值管理模型如图6-1所示。

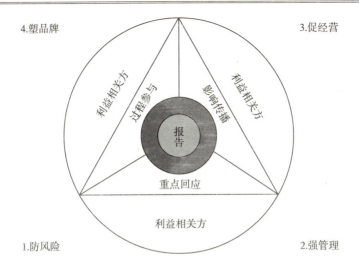

4.塑品牌　　　　　　　　　　　　　　　3.促经营

利益相关方　过程参与　影响传播　利益相关方

报告

重点回应

利益相关方

1.防风险　　　　　　　　　　　　　　　2.强管理

图6-1　企业社会责任报告价值管理模型

一、价值生态

（一）价值类型

综合当前社会各界对社会责任报告的价值研究及社会责任发展的最新趋势和特点，社会责任报告的价值归纳起来可以分成四类，即"防风险"价值、"强管理"价值、"促经营"价值和"塑品牌"价值。

●"防风险"指通过编制和发布社会责任报告，满足政府、行业协会、资本市场、研究机构、社会组织、新闻媒体等利益相关方对于企业信息披露的强制、半强制或倡导性要求，避免"合规风险"和"声誉风险"。

●"强管理"指通过编制和发布社会责任报告，在全流程工作推进过程中提升责任管理水平（"以编促管"）；同时，在宣贯理念、发现短板、解决问题过程中强化基础管理水平，进而促进企业持续、健康发展。

●"促经营"指通过编制和发布社会责任报告，一方面为资本市场的研究、评级机构提供充分信息，获得资本市场好评，提升投融资能力和效率；另一方面通过对重点项目、重点产品社会环境影响的梳理，提升其影响力。

● "塑品牌"指通过编制和发布社会责任报告，传递企业社会责任理念、愿景、价值观以及履责行为和绩效，展现企业负责任形象，提升品牌美誉度。

（二）价值机制

社会责任报告回应了谁、影响了谁、改变了谁是讨论社会责任报告价值的基础。社会责任报告的价值可以通过重点回应、过程参与和影响传播三种方式实现。

重点回应：社会责任报告有两个鲜明属性：第一，其是企业社会责任管理的重要抓手，它被理解为企业关注和开展社会责任工作的象征性"动作"；第二，其是企业披露社会环境信息，与利益相关方沟通的重要工具和载体。随着社会责任运动的持续推动，政府部门、资本市场、行业协会等强势利益相关方推动企业履行社会责任、披露社会环境信息，发布社会责任报告，可以有效回应这些要求。

过程参与：参与是社会责任的题中之义。如社会责任报告流程管理章节所述，在编制社会责任报告的过程中，有8个重要环节。让各种类型的利益相关方在适当的环节参与社会责任报告编制过程，能够实现以报告"为表"，以社会责任管理与实践"为里"的沟通交流，让利益相关方更加了解企业、理解企业和支持企业。

影响传播：从技术上讲，企业需要重点回应的利益相关方和能够参与到社会责任报告编制流程的利益相关方只占少数。面对广大的社会公众群体，只有畅通报告的到达渠道，提升报告的可及性、趣味性和交互性，才能让更多的利益相关方知晓企业的经营管理情况和社会责任履行情况，最大程度地"润物细无声"。

（三）价值媒介

社会责任报告是内容和过程的载体。社会责任报告要发挥其价值，必须以利益相关方为媒介。在社会责任领域，利益相关方指受企业经营影响或可以影响企业经营的组织或个人。企业的利益相关方通常包括投资者、顾客、合作伙伴、政府、员工、社区、NGO、媒体等。广义上讲，这些也是社会责任报告的主要利益相关方。

由于利益相关方较多，企业无论通过哪种方式来发挥社会责任报告价值，都应该首先按照主动沟通意向和被动沟通频率进行关键利益相关方识别。

对企业具有"高意向、高频率""中意向、高频率""高意向、中频率"和"中意向、中频率"的利益相关方，企业在重点回应、过程参与和影响传播时重点关注。

对企业具有"高意向、低频率"和"低意向、高频率"的利益相关方，企业在重点回应、过程参与和影响传播时争取给予关注。

对其他利益相关方，企业重点做好后端的影响传播工作。如图 6 - 2 所示。

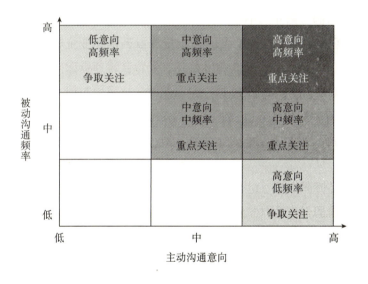

图 6 - 2　利益相关方筛选原则

从社会责任报告的实际出发，报告的利益相关方还可划分为内部利益相关方和外部利益相关方。根据其与社会责任报告联系的紧密程度（重要性），内部利益相关方依次包括主要领导、职能部门及下属企业社会责任联络人、普通员工；外部利益相关方依次包括社会责任监管部门、社会责任专业机构及专家学者和社会公众。

二、重点回应

重点回应是指针对社会责任工作的政策制定者、理论研究者、舆论引导者等强势利益相关方，将编制社会责任报告的意愿、过程或结果与之进行专门交流，回应其要求。

（一）回应政府部门

政府部门的大力推动是中国企业社会责任快速发展的重要原因，也是现阶段中国企业社会责任发展的重要特征。当前，国务院国资委、工业和信息化部、环境保护部、国家工商总局、国务院扶贫办、中国银监会、中国保监会等政府部门都出台了有关企业社会责任的政策规定和相关指引，在广义社会责任或其专门领域对企业提出明确要求。

报告对政府部门的重点回应可从以下方面开展：

● 以积极的态度推进社会责任报告编制和发布工作，彰显责任担当。

● 参照相关部门出台的社会责任政策、指引和规定。

● 就相关部门主管的、全社会广泛关注的、企业积极践行的重要社会责任议题（如精准扶贫、生态文明、"一带一路"等）进行重点阐述或发布专项报告。

（二）回应资本市场

2006年，深圳证券交易所发布《深圳证券交易所上市公司社会责任指引》。2008年，上海证券交易所发布《关于加强上市公司社会责任承担工作暨发布〈上海证券交易所上市公司环境信息披露指引〉的通知》对A股上市公司履行社会责任和披露社会环境信息提出要求。2015年，香港证券交易所发布《环境、社会及管治报告指引》，将社会责任信息披露要求提升为"不披露就解释"。2016年12月，上交所发布《关于进一步完善上市公司扶贫工作信息披露的通知》，进一步发挥上市公司在服务国家脱贫攻坚战略中的作用，完善上市公司扶贫相关信息披露。经过十年酝酿发展，近年来，社会责任投资（SRI）在我国取得重大突破。中国证监会、中国上市公司协会、中国证券投资基金业协会等机构研究论证了 ESG 投资与企业长期收益之间的正相关关系，并开始针对性研究制定机构投资者 ESG 投资指引和上市公司社会责任信息披露要求。2017 年 6 月，A股被闯关 MSCI 指数成功，我国上市公司社会责任信息披露的重要性进一步提升。而在海外上市的中国企业，已经并将继续面临更加严格的社会责任及信息披露要求。

报告对资本市场的重点回应可从以下方面开展：

● 按照资本市场主管部门要求，主动发布社会责任报告。

● 根据证券交易所的要求，按时编制发布社会责任报告。

● 按照资本市场相关标准和指引，规范披露社会、环境信息。

● 接受资本市场相关主体对社会责任报告披露信息的质询。

（三）回应行业协会

行业协会对企业社会责任的推动是当前我国企业社会责任发展的另一个重要的动力和特征。中国工业经济联合会、中国银行业协会、中国汽车工业协会、中国纺织工业联合会、中国煤炭工业协会、中国建材联合会、中国通信企业协会、中国旅游饭店业协会、中国林产工业协会、中国期货业协会等诸多行业协会在推动相关企业履行社会责任的过程中扮演了重要的角色，并取得重要成绩。

报告对行业协会的重点回应可从以下方面开展：

● 支持和参与行业协会社会责任报告编制。

● 按照行业协会社会责任标准和指引编制社会责任报告。

● 参与行业协会社会责任报告相关的评级评价。

● 参与行业社会责任报告相关的会议和论坛。

● 参与行业协会社会责任报告集中发布。

（四）回应科研机构

近年来，全球范围内的社会责任运动也得到了学术界的广泛关注。当前，科研院所广泛设置社会责任研究机构、开设社会责任相关课程、发布社会责任研究成果，成为支撑我国企业社会责任发展的理论高地。比如中国社科院企业社会责任研究中心，自 2008 年成立以来，在社科院开设了 MBA 社会责任必修课，组织开展了"分享责任——公益讲堂"和"分享责任——首席责任官"培训；连续 9 年发布《企业社会责任蓝皮书》，成为国内外利益相关方了解中国企业社会责任发展现状的一扇窗口。

报告对科研机构的重点回应可从以下方面开展：

● 按照科研机构的标准和指引编制社会责任报告。

● 按照外部机构的意见和建议编制社会责任报告。

● 参与科研机构社会责任报告评级评价。

● 参与科研机构组织的社会责任报告相关会议和论坛。

● 在科研机构的教育教学和培训活动中分享社会责任报告。

● 与科研机构合作开展社会责任报告标准、指南的研发。

（五）回应新闻媒体

在互联网技术高速发展的今天，新闻媒体的推动和监督是企业社会责任发展的重要力量。如新华网、人民网、中国新闻社、南方周末、公益时报等主流媒体，每年会发布社会责任研究成果，召开社会责任峰会并评选社会责任先进个人、企业和项目等，数量多、规模大、影响广，是企业社会责任领域的重要参与者。

报告对新闻媒体的重点回应可从以下方面开展：

● 邀请媒体参加社会责任报告发布会。

● 参与新闻媒体组织的社会责任报告相关会议和论坛。

● 与媒体联合主办社会责任报告交流活动。

三、过程参与

过程参与是指在社会责任报告编制的全生命周期，通过多种方式，让利益相关方参与到报告编制的过程中，实现以报告"为表"，以社会责任工作"为里"的沟通交流。

● 了解利益相关方期望，在社会责任报告中针对性回应。

● 发挥利益相关方优势（智力、技术等），解决报告编写过程中的困难和挑战。

● 传播企业社会责任理念、战略、文化，改变和提升利益相关方对企业的认识。

● 沟通企业社会责任工作的困难和不足，征得利益相关方的谅解和支持。

● 通过在报告编写过程中建立双方信任基础，影响利益相关方的观点和决策。

（一）内部参与

与社会责任报告相关的内部利益相关方包括高层领导、职能部门和下属单位的社会责任联络员以及普通员工。

1. 高层领导参与

企业社会责任被称为"一把手工程"，在编制社会责任报告的过程中，高层领导的参与十分重要。一方面，高层领导的参与可以被理解为企业对社会责任报告编制的重视，便于社会责任部门在报告编制过程中更好地整合各种资源，提升工作效率；另一方面，高层领导参与报告编制过程，通过与各利益相关方的交流，能够提升其对社会责任工作及社会责任报告编制重要性的认识程度，便于企业在经营管理的过程中给予社会责任更多的重视，从而实现社会责任的战略价值。另外，高层领导参与社会责任报告编制过程，能够发现企业在经营管理方面的缺失和不足，促使企业有针对性地加强在各个责任领域的管理，提升企业管理水平，从而达到"以报告促管理"的目的。

高层领导参与报告编制的途径主要包括：

● 参加报告启动会及培训会。

● 接受报告编写小组的访谈。

● 填写利益相关方调查问卷。

● 为报告撰写卷首语或致辞。

● 审核报告并定稿。

● 参与报告发布。

案例：中国海洋石油总公司高层参与社会责任工作

中海油在 2016 年可持续发展报告实质性议题界定环节，制作了"2016 年可持续发展报告主题和社会责任议题备选方案"调查问卷，向各利益相关方征求意见。问卷调查过程中，中海油董事长杨华亲自参与填写问卷，勾选可持续发展报告主题、公司重要议题，并对问卷所列出的议题库进行补充。直接参与推动公司社会责任报告工作开展。

2016 年可持续发展报告主题和社会责任议题备选方案

为了不断改进中国海洋石油总公司的社会责任管理工作，不断提升中国海油可持续发展报告的质量，更好地回应利益相关方的关切与期望，政策研究室通过与内外部利益相关方交流，梳理总结出 2016 年可持续发展报告主题和社会责任议题备选方案，请领导提出意见。

1. 中国海油 2012 年首次提出"贡献优质能源，筑梦碧海蓝天"的可持续发展主题，赢得较好的社会反响，在公司内外获得广泛的认可。面对新的内外部挑战，公司需要重新审视可持续发展主题。以下主题可否作为中国海油 2016 年可持续发展报告的主题？（单选）

☑贡献优质能源，筑梦碧海蓝天　　□开发海洋资源，助力兴海强国
□奉献清洁能源，构建美丽家园　　□其他＿＿＿＿＿＿＿＿

2. 在 2016 年报告中您认为哪些议题对于公司更为重要？（可多选）

☑合规运营　　　☑反腐倡廉　　　☑能源供应
☑科技创新　　　☑安全运营　　　☑质量管理
□供应链管理　　☑绿色经营　　　☑节能减排
☑应对气候变化　□水资源管理　　☑保护生物多样性
□促进就业　　　☑员工权益　　　☑社会公益
☑融入社区　　　☑志愿服务　　　□其他与利益相关方合作（应急等）

填写人：杨华

2. 社会责任联络人参与

社会责任报告撰写，离不开各部门、下属单位的配合与支持。分散在各部门、下属单位的社会责任联络人，既可以提供报告编写所需的各类素材，确保报告内容的准确性，同时，他们参与到社会责任报告的编制工作中，也能够提升其社会责任认识和水平，成为企业内部的责任火种，为责任管理与实践的推动、责任文化的建设奠定重要基础。

社会责任联络人参与报告编制的途径主要包括：

● 参加报告启动会及培训会。

● 按照要求为社会责任报告提供素材。

● 撰写社会责任报告的相关内容。

● 填写利益相关方调查问卷。

● 参与报告相关内容的网络投票。

● 参与报告重大节点的讨论。

● 参与报告发布。

● 参与报告复盘。

● 反馈报告意见。

3. 普通员工参与

广大企业员工是社会责任最庞大的内部利益相关方。以一定的方式，调动他们参与社会责任报告的编制过程，既能提升企业内部对社会责任报告的认同度，又能真正培育负责任的企业文化，增强企业的责任凝聚力和自豪感。

普通员工参与报告编制的途径主要包括：

● 填写利益相关方调查问卷。

● 参与报告相关内容的网络投票。

● 参与报告发布。

● 反馈报告意见。

案例：松下（中国）社会责任报告内览会

《松下（中国）社会责任报告》是松下集团与利益相关方沟通的重要工具。为了让松下集团的员工能够了解集团上一年度在经济、社会和环境等各方面的履责情况以及报告书本身，并且能够更好地利用报告书与外界交流沟通，松下（中国）在每年报告书发布后会举办"松下（中国）社会责任报告内览会"。在"在华企业"集中的据点，采用开放式的会场，张贴展示重点内容的海报，与来到现场的员工进行充分的交流并听取员工对于报告书的需求和意见建议。

（二）外部参与

与社会责任报告相关的外部重要利益相关方包括外部专家、社会责任监管部门和普通读者。

1. 外部专家参与

社会责任专家是社会责任的研究者和推动者。外部专家参与社会责任报告编制过程，能够有效提升社会责任报告的质量和社会责任报告编制工作的效率；与此同时，社会责任专家对于社会责任报告的趋势和编制技巧有深入研究和丰富实践，能够为企业带来最新的外部知识。此外，外部专家在开展社会责任研究和交流的过程中，可以把企业社会责任报告的亮点进行展示和传播，提升企业社会责任报告的影响力。

外部专家参与报告编制的途径主要包括：

● 与企业组成联合项目组。

● 担任报告顾问。

● 接受报告编制组访谈。

● 填写利益相关方调查问卷。

● 参与报告研讨。

● 参与报告发布。

● 对报告进行点评。

案例：中国节能环保集团倾听社会责任专家声音

中国节能环保集团公司为更好地倾听社会责任专家声音，在《中国节能环保集团2016年社会责任报告》初稿完成后，邀请中国社科院企业社会责任研究中心主任钟宏武等权威专家对报告进行点评，征求修改意见，并根据反馈对报告进行进一步完善。

中国节能环保集团公司党委

关于征求对《中国节能环保集团公司2016年社会责任报告》点评意见及修改建议的函

尊敬的钟宏武主任：

打造"出资人放心、利益相关方信任、社会满意、员工幸福"的责任央企是中国节能环保集团公司的企业宗旨。为更好地倾听利益相关方和专家的声音，更好地加强社会责任管理，履行好我们的社会责任，现将《中国节能环保集团公司2016年社会责任报告》（征求意见稿，附件1）呈上，征求您的意见和建议。

请您于5月15日17：00前将填好的《点评意见及修改建议反馈表》（附件2）反馈至邮箱（zhangyang@cecep.cn）。

联系人：章杨　联系电话：010-62248552

手机：13466791688　QQ：434946036

附件：1.《中国节能环保集团公司2016年社会责任报告》

（征求意见稿）

2. 社会责任监管部门参加

社会责任监管部门是政策和标准的制定者。在社会责任报告编制的过程中，尽可能邀请社会责任监管部门人员参加，可以起到重点沟通、精准影响的作用，进而显著提升社会责任报告的价值。

社会责任监管部门参与报告编制的途径主要包括：

- 报告撰写过程中，邀请主管部门人员接受调研访谈。
- 报告撰写过程中，邀请主管部门人员参与报告研讨。
- 报告撰写完成后，邀请主管部门人员进行报告点评。
- 报告撰写完成后，邀请主管部门人员参加报告发布会。
- 报告撰写完成后，向主管部门寄送社会责任报告并汇报报告编制情况。

3. 普通读者参加

如何摆脱社会责任报告"写谁谁看"和"谁写谁看"的窘境，让普通读者愿意读报告。让其参与报告编制过程是重要的途径。普通读者参与到报告的编制过程，不仅能够提升报告回应社会环境问题的准确性，提升报告的影响力，也能够树立企业负责任的品牌形象。让社会公众更加了解和支持企业的经营发展。

普通读者参与报告编制的途径主要包括：

- 填写利益相关方调查问卷。
- 参与报告相关内容的投票。
- 反馈报告意见。
- 参与报告相关的策划活动。

（三）参与矩阵

表 6 - 1　全生命周期参与矩阵

	参与主体	参与方式
组织	高层领导 外部专家 牵头部门 社会责任联络人	成立联合工作组
策划	高层领导 外部专家 牵头部门	成立联合工作组 专题小组
界定	原则上全体利益相关方	问卷调查 意见征求会

续表

	参与主体	参与方式
启动	高层领导 外部专家 牵头部门 社会责任联络人	启动暨研讨会
研究	外部专家 牵头部门	成立联合工作组
撰写	高层领导 外部专家 牵头部门 职能部门 下属单位	问卷调查 调研访谈 意见征求会 研讨会
发布	原则上全体利益相关方	发布会

四、影响传播

社会责任报告编制完成后，让它尽量广泛地影响利益相关方，是发挥报告价值的重要手段。如何让报告为社会公众所了解，可以从形式和渠道两个维度着手。

（一）创新形式

创新形式指对传统的社会责任报告进行"二次开发"，将常规报告转化为更加容易阅读的形式，满足现代社会人们的阅读习惯和阅读偏好。

1. 简版报告

在常规报告基础上，对各章节的重点、亮点内容进行筛选、组合与提炼。形成 10 页左右的精要内容，并进行重新设计、排版。让报告更加便携、易读。或是按照联合国全球契约的倡导，编制只披露社会责任年度工作进展的 COP 报告。

案例：中国石化可持续发展进展报告

为更好地回应利益相关方需求，中国石化主动对报告编制进行创新，自2012年起发布年度可持续发展进展报告。可持续发展进展报告的内容包括：由公司高层管理人员发表的将继续支持全球契约的声明；对公司在执行全球契约十项原则时所采取的实际行动的描述以及对公司现有或预期成果的衡量。COP 报告侧重披露公司在报告期内的可持续发展工作进展，章节体例简练，易读易懂。

2. 图片报告

在传统报告基础上，按照"简版报告"的制作方式，对重点和亮点内容进行提炼。并在此基础上，按照"一张图读懂"的方式，对内容进行设计排版，形成图片报告。与简版报告相比，图片报告更为"简洁"，阅读性更好。但对文字提炼和设计排版的要求高。近年来，"一张图读懂报告"已经为很多企业尝试，比如中国电子、三星中国等。

3. H5 报告

应用最新的第 5 代 HTML 技术，将传统的纸质报告或 PDF 报告，转换成为适合通过手机微信展示、分享的报告，可以集文字、图片、音乐、视频、链接等多种形式于一体。随着数量的增多，提升 H5 页面的制作效果，增加互动性和趣味性成为 H5 报告的新趋势。

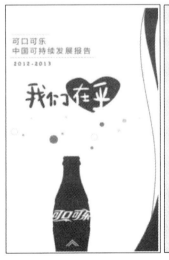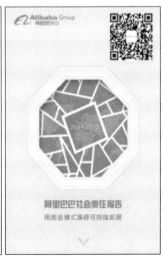

4. 视频报告

视频报告是把社会责任的主要内容制作成以动画为主的视频形式。视频以清晰的脉络、生动的表达、简短的时间把企业履行社会责任的理念、管理、实践和绩效呈现在利益相关方面前，更具沟通性。视频报告使用环境灵活、沟通效果突出，已成为企业社会责任报告形式创新的重要方向。

5. 宣传文章

以报告为基本素材，组织和策划系列宣传文章，在传统媒体、新媒体和自媒体上进行投放，提升社会责任报告的影响力。

（二）增加交互

现代社会，人们被海量信息包围。一件事物要想吸引大众注意，必须具备两个条件，第一是互动性，第二是趣味性。归根结底，就是要提升交互性。社会责任报告也是如此。

1. 增强互动性

企业社会责任报告是一个综合信息载体。精准找到报告与每一类利益相关方的强关联性，就能有效激发相关方阅读报告的热情，进而提升社会责任报告的影响传播范围。

案例：内蒙古蒙牛乳业（集团）股份有限公司报告增强员工互动

H5 版本《蒙牛可持续发展报告 2016》，独创互动环节——"测测我的蒙牛DNA"，读者在阅读完 H5 报告后进行简单答题，即可生成一个个人独有的"蒙牛 DNA"分析报告并可分享微信朋友圈。分析报告记录了员工的入职时间，并结合前卫的网络语言，总结了员工的性格特质。报告发布后，因为互动环节的设置，吸引了近 3 万员工参与。

2. 增强趣味性

无论何种形式的报告，"好玩"都是公众愿意去阅读的重要前提。企业应该努力将社会责任报告与人们生活中喜闻乐见的事物相结合，让读者在愉快的氛围下阅读报告。

案例：中国兵器工业将《兵器腾飞棋》与社会责任报告相融合

《报告》以"国防"和"科技"为主题，继续采用"1+X"〔主报告（公众版）+分报告（专题报告）〕联合发布方式。公众版主报告以"履行国家安全责任"为核心，聚焦珠海航展年度案例以及一张图读懂兵器"十三五"规划等专题案例，全面展示兵器工业集团在履行国家安全责任、经济责任、社会责任、环境责任等方面的主要履责亮点。科技版分报告按照"科技领先　创新未来"的理念，突出表现该公司在科技创新方面的主要成就与改革举措，并创意设计桌游《兵器腾飞棋》，通过寓教于乐的互动方式，让阅读者在轻松的氛围中走近兵器工业集团，提升沟通效果。

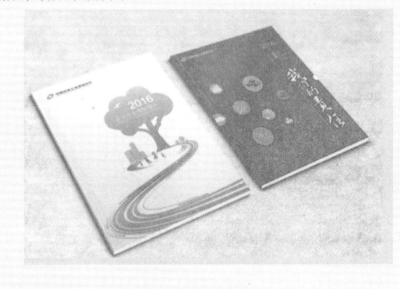

（三）拓展渠道

报告要影响到利益相关方，必须通过一定渠道。除了编写过程中经常使用的"报告专家意见征求会"和"报告发布会"等渠道外，拓展报告传播渠道的方式还有：巧借平台、参与评级、建立网页、制作报告相关产品和在工作中使用报告等。

1. 巧借平台

借用不同平台发布社会责任报告是提升报告影响力的有效途径。包含以下方式：第一，借用内部平台，在企业重大活动中开辟专门环节发布社会责任报告。如一些企业在半年工作会上发布报告，一些企业在公司纪念日活动上发布报告等。第二，借用外部平台，通过参与大型企业社会责任会议和论坛，多次发布企业社会责任报告。

案例：中国石化在百人论坛平台上发布《中国石化精准扶贫白皮书（2002～2016）》

2016年10月14日，中国石化在京举行发布仪式，正式对外发布《中国石化精准扶贫白皮书（2002～2016）》。2016年10月30日，中国石化在由中国社科院经济学部企业社会责任研究中心指导、中国社会责任百人论坛主办、中星责任云社会责任机构承办的"首届中国社会责任百人论坛暨企业社会责任蓝皮书2016发布会"对白皮书进行二次发布，来自国务院扶贫办、工信部、中国扶贫基金会、中国标准化研究院、国家开发投资公司、东风汽车公司等政府官员、专家学者、企业代表和主流媒体共计200余人参加会议，扩大了《中国石化精准扶贫白皮书（2002～2016）》传播广度，进一步塑造了中国石化社会责任品牌。

2. 参与评级

当前，国内关于社会责任报告评级时间最长、专业性最高、影响力最大的是中国社科院企业社会责任研究中心自2010年以来组织开展的"中国企业社会责任报告评级"。目前评级已形成了评级报告、评级档案、评级证书、评级网站、报告白皮书五位一体成果体系。在研究、交流、展示过程中对评级企业的社会责任报告进行系统传播。

3. 建立网页

以企业社会责任报告的框架、内容为蓝本，并辅之以不同形态的社会责任报告版本，建设社会责任报告专门网站，将线下报告线上化，拓展报告传播渠道，提升报告影响力。

案例：华润健康社会责任报告网页

华润健康集团在公司官网社会责任专栏下设置报告专题网页，整合放置了公司 2013～2017 年社会责任报告。构建了年度报告的系统生态，便于读者快速阅读。

4. 制作报告相关产品

将报告内容巧妙附加在有使用价值的日常办公和交流材料如笔记本、U 盘上，以此提升社会责任报告的可及性和影响频次。

5. 在工作中使用报告

推动报告的使用。包括：第一，用社会责任报告替代部分企业宣传册的功能；第二，向各部门、下属单位发放社会责任报告，倡导其在对外交流合作中使用社会责任报告、传播负责任的企业形象；第三，在公共空间放置社会责任报告，供利益相关方取阅等。

第七章　报告质量标准

《指南1.0》和《指南2.0》时代，社会责任报告的重点聚焦在内容本身。对应地，报告的质量标准主要围绕报告内容展开，包括实质性、完整性、平衡性、可比性、可读性与创新性（六性）。《指南3.0》开启了报告全生命周期管理时代，对报告的关注不再局限于内容，而是开始关注报告编制流程对社会责任管理工作的促进作用。倡导企业做实报告流程，以达到"以编促管"的目的。对应地，报告的质量标准增加了报告过程性（七性）。

随着社会责任报告实践的深入，《指南4.0》提出了报告价值管理的主张，弥合了报告生态中最重要的一环，从而形成内容、流程和价值的综合指南。一本好的报告的标准也呼之欲出。即内容翔实、精准、坦诚，流程完整、扎实，价值得到最大程度发挥，最后在内容、流程和价值方面有某种程度的创新和突破。因此，《指南4.0》提出了"四维"报告质量标准，即内容维度、流程维度、价值维度和创新维度。

从《指南3.0》的"七性"到《指南4.0》的"四维"，不仅是报告质量标准体系的优化和发展，更是对社会责任报告认识的深化。《指南4.0》完整地回答了为什么要编制社会责任报告（价值）、如何编制社会责任报告（流程）、编制什么样的社会责任报告（内容），而新的思想、新的尝试、新的突破是无论何时都需要的（创新）。由此，构成了一个逻辑清楚、层次分明的社会责任报告工作生态系统。

一、内容标准

（一）实质性

1. 定义

实质性是指报告披露企业可持续发展的关键议题以及企业运营对利益相关方的重大影响。利益相关方和企业管理者可根据实质性信息做出充分判断和决策，并采取可以影响企业绩效的行动。

2. 解读

企业社会责任议题的重要性和关键性受到企业经营特征的影响，具体来说，企业社会责任报告披露内容的实质性由企业所属行业、企业性质、经营环境和企业的关键利益相关方等决定。

3. 评估方式

内部视角：报告议题与企业经营战略的契合度。

外部视角：①报告议题是否关注了重大社会环境问题；②报告议题是否回应了利益相关方的关注点。

案例：华润健康集团注重报告实质性

《华润健康集团2017年社会责任报告》系统披露了产品质量管理、产品研发、安全生产、化学药品管理、产品事故应急、节能减排的制度措施、关注社区健康等所在行业关键性议题，叙述详细充分，具有领先的实质性表现。

（二）完整性

1. 定义

完整性是指社会责任报告所涉及的内容较全面地反映企业对经济、社会和环境的重大影响，利益相关方可以根据社会责任报告知晓企业在报告期间履行社会责任的理念、制度、措施以及绩效。

2. 解读

完整性从两个方面对企业社会责任报告的内容进行考察：一是责任领域的完整性，即是否涵盖了责任管理、经济责任、社会责任和环境责任；二是披露方式的完整性，即是否包含了履行社会责任的理念、制度、措施及绩效。

3. 评估方式

● 标准分析：是否满足了《中国企业社会责任报告指南（CASS – CSR4.0)》等标准的披露要求。

● 内部运营重点：是否与企业战略和内部运营重点领域相吻合。

● 外部相关方关注点：是否回应了利益相关方的期望。

案例：华润健康集团披露了指南 85.8% 的核心指标

《华润健康集团有限公司 2017 年社会责任报告》从"健康发展，股东幸福""健康成长，员工幸福""健康保障，客户幸福""健康共创，社会幸福"等角度系统披露了所在行业核心指标的 85.8%，完整性表现领先。

（三）平衡性

1. 定义

平衡性是指企业社会责任报告应中肯、客观地披露企业在报告期内的正面信息和负面信息，以确保利益相关方可以对企业的整体业绩进行准确的评价。

2. 解读

平衡性要求是为了避免企业在编写报告的过程中对企业的经济、社会、环境消极影响或损害的故意性遗漏，影响利益相关方对企业社会责任实践与绩效判断。

3. 评估方式

考察企业在社会责任报告中是否披露了实质性的负面信息。如果企业社会报告未披露任何负面信息，或者社会已知晓的重大负面信息在社会责任报告中未进行披露和回应，则违背了平衡性原则。

案例：华润健康集团重视负面信息披露

2017 年 5 月，有网民发帖表示昆明市儿童医院收费窗口出现丁义珍式"萝卜蹲"的情况，对此，昆明市儿童医院当天就通过官网、微信公众号、媒体等多渠道澄清。昆明市儿童医院收费窗口不仅有座位，还有贴心的标识提示排队距离保护患者缴费隐私。

（四）可比性

1. 定义

可比性是指报告对信息的披露应有助于利益相关方对企业的责任表现进行分析和比较。

2. 解读

可比性体现在两个方面：纵向可比与横向可比，即企业在披露相关责任议题的绩效水平时既要披露企业历史绩效，又要披露同行绩效。

3. 评估方式

考察企业是否披露了连续数年的历史数据和行业数据。

案例：华润健康集团 2017 年社会责任报告披露了 49 个可比指标

《华润健康集团 2017 年社会责任报告》披露了"营业收入""纳税总额""病床使用率""人均培训投入""困难员工帮扶人数""患者满意度""科研投入额""安全培训人次""环保总投入""经济合同履约率""慈善公益支出"等 49 个关键指标连续 3 年以上的数据；并就"新媒体影响力排名""第三方满意度调查排名"等数据进行横向比较，可比性表现卓越。

（五）可读性

1. 定义

可读性指报告的信息披露方式易于读者理解和接受。

2. 解读

企业社会责任报告的可读性可体现在以下方面：

● 结构清晰，条理清楚。

● 语言流畅、简洁、通俗易懂。

● 通过流程图、数据表、图片等使表达形式更加直观。

● 对术语、缩略词等专业词汇做出解释。

● 方便阅读的排版设计。

3. 评估方式

从报告篇章结构、排版设计、语言、图表等各个方面对报告的通俗易懂性进行评价。

案例：中国电子信息产业集团报告可读性卓越

《华润健康集团 2017 年社会责任报告》以"健康守护幸福"为主题，设置"健康幸福成长的 2017"板块，呈现企业在关键议题上的履责实践和成效，回应利益相关方期望，彰显了企业的责任引领；章节跨页嵌入特色案例，通过故事解读延伸报告重点内容，凸显了企业履责意义，增强了报告的趣味性；文中多处嵌入二维码进行影像化延伸，扩展了报告内容，强化了报告的传播性和沟通力；设置"小知识"板块，解读行业专业术语，增强了报告的易读性，具有卓越的可读性表现。

二、流程标准

（一）组织

1. 定义

组织就是指为完成社会责任报告的编制工作，相互协作结合而成的团体。

2. 解读

组织是社会责任报告编写的保证，是社会责任报告编制工作的起点，贯穿于报告编写的全部流程。强有力的组织，不仅能够保证报告编制工作的高效开展，也能够有效支撑和促进企业社会责任管理工作的进行。

3. 评估方式

组织	成立报告编制工作组
	高层领导参与、领导和统筹报告编制
	职能部门和所属单位参与、配合报告编制
	外部专家参与、指导报告编制
	工作组有完善的运作机制

（二）策划

1. 定义

策划就是为了最大程度地做好报告编制及其相关工作，遵循一定的方法或者规则，对未来即将发生的事情进行系统、周密、科学的预测并制订科学的可行性的方案。

2. 解读

策划是系统的设计，对社会责任报告而言，首先要明确编制社会责任报告的主要目标，进而对报告编制工作进行近期和远期、形式与内容、主题与框架、创新与传承、单项工作和建章立制等方面的系统计划。

3. 评估方式

策划	清晰定位报告功能与价值
	就报告内容、形式和体系等做中长期计划
	制定报告的主题和框架
	明确报告的创新点
	制定报告管理制度与流程

（三）界定

1. 定义

界定是指对企业社会责任报告披露的关键议题，按照一定的方法和流程进行确定。

2. 解读

实质性是企业社会责任报告内容标准的要求，如何确保报告内容的实质性，需要企业在社会责任报告编制的过程中进行实质性议题的界定。明确企业的核心社会责任议题，不仅能够用于社会责任的编制，也是企业开展社会责任管理与实践的重要基础。

3. 评估方式

界定	开展广泛的社会责任环境扫描
	构建科学、全面、与时俱进的议题清单
	就责任议题与利益相关方进行日常或专项沟通
	科学识别实质性议题
	建立实质性议题应用和管理机制

（四）启动

1. 定义

启动是指年度社会责任报告编制工作的开始，报告启动意味着编制工作进入了正式环节。

2. 解读

报告启动是报告编制工作过程中的标志性事件。启动会的召开是为了达到统一思想、聚合资源、了解形势、分配任务、解答疑难的目的。高质量的启动会能够保证报告编制各个环节的质量和效率。

3. 评估方式

启动	召开报告编制启动会
	就社会责任报告理论、实践、趋势等进行培训
	讲解报告编制思路和推进计划
	建立信息化工作协同平台

（五）研究

1. 定义

研究是指主动寻求社会责任报告的根本性特征与更高可靠性依据，从而为提高报告编制的可靠性和稳健性而做的工作。

2. 解读

"工欲善其事，必先利其器"。在报告动笔前，开展系统的研究，对企业年度社会责任素材、国内外优秀企业社会责任报告、国内外最新社会责任标准和倡议进行研究，并开展调研征求公司领导、职能部室、下属单位对报告的意见，可以最大化开拓报告思路，夯实报告的内容。

3. 评估方式

研究	消化吸收存量资料
	对标国内外优秀报告
	对高层领导进行访谈
	开展部门、所属单位访谈和调研

（六）撰写

1. 定位

撰写是按照社会责任报告的内容原则、质量原则，结合前期的组织、策划、界定、启动、研究工作的结果，开展社会责任报告主体内容的写作。

2. 解读

撰写是一项系统工程，流程为素材搜集→报告分工→初稿撰写→初稿研讨→素材补充→修改完善→报告统稿→部门会审→修改完善→领导审核→修改完善→文字定稿，是社会责任报告编制工作的主体。

3. 评估方式

撰写	明确撰写方式
	确定撰写流程
	制作和下发材料

（七）发布

1. 定义

发布是指社会责任报告等通过报纸、书刊、网络或者公众演讲等文字和演讲的形式公之于众，向外界传输企业履责信息的过程。

2. 解读

报告发布是利益相关方获取报告信息的关键环节，发布的方式和渠道多种多样。企业发布质量的高低直接决定社会责任报告能够发挥价值的程度。

3. 评估方式

发布	召开报告专家意见征求会
	召开报告专项发布会
	召开嵌入式报告发布会
	申请报告第三方评价、评级
	多渠道使用报告

（八）总结

1. 定义

总结是指社会责任报告告一段落或全部完成后进行回顾检查、分析评价，从而肯定成绩、得到经验、找出差距、得出教训和一些规律性认识的重要环节。

2. 解读

报告总结是社会责任报告闭环管理的最后一环，对报告进行总结，不仅能够系统回顾当年报告编制过程中的得失，也能够为未来报告编制统一认识，寻找改进点。

3. 评估方式

总结	报告发布后，召开复盘会
	广泛征求利益相关方对报告的意见

三、价值标准

（一）回应性

1. 定义

回应性指社会责任报告在全面扫描企业社会责任履责环境的基础上，有针对性地将社会责任报告的编制、发布和应用与满足强势机构对企业履行社会责任的要求结合起来。为企业履行社会责任及经营发展争取最大的政策红利与声誉价值。

2. 解读

随着企业社会责任的发展，政府部门、行业协会、资本市场、科研机构、新闻媒体等利益相关方在社会责任的政策制定、研究推动、监管要求、评选评价等方面，有越来越多的行动和要求。企业通过发布社会责任报告来针对性地回应和满足这些要求，是企业社会责任报告最基本，也是最重要的价值所在。

3. 评估方式

● 报告是否回应了重要的社会责任（监管）政策要求。

● 报告是否回应了重要的社会责任标准和倡议。

● 报告是否回应了重要的社会责任评选评价的要求。

案例：华润医疗回应《环境、社会及管治报告指引》

2015 年 7 月 17 日，香港联合交易所发布了针对《环境、社会及管治报告指引》（《主板上市规则》附录二十七，"ESG"）的建议修订的咨询文件。ESG 于 2016 年 1 月 1 日或之后开始的财年正式生效，企业须每年披露环境、社会及管治资料，有关资料所涵盖的期间须与其年报内容涵盖的时间相同。中国交通建设集团作为在香港联合交易所上市的公司，积极响应港交所规定，在企业社会责任报告结尾附针对 ESG 的指标索引，满足 ESG 披露要求。

HKEX ESG Reporting Guide Index   港交所 ESG 报告指引内容索引

Subject Areas, Aspects, General Disclosures and Key Performance Indicators (KPls) 主要范畴、层面、一般披露及关键业绩指标		Chapters/ Statements 章节/声明	Page（s） 页数
A. Environment A. 环境			
Aspect A1：Emissions 层面 A1：排放物			
General Disclosure	Information on： （a）the policies；and （b）compliance with relevant laws and regulations that have a significant impact on the issuer relating to air and GHG emissions, discharges into water and land, and generation of hazardous and non－hazardous waste	Air and Carbon Emissions Management	122

续表

一般披露	有关废气及温室气体排放、向水及土地的排污、有害及无害废弃物的产生等的：（a）政策；及（b）遵守对发行人有重大影响的相关法律及规例的资料	废气及碳排放管理	
KPI A1.1 关键绩效指标 A1.1	The types of emissions and respective emissions data. 排放物种类及相关排放数据	Key Enviro Nmental Data 主要环境数据	96，122
KPI A1.2 关键绩效指标 A1.2	GHG emissions in total（in tonnes）and, where appropriate, intensity（e. g. per unit of production volume, per facillity）. 温室气体总排放量（以顺计算）及（如适用）密度（如以每产量单位、每项设施计算）	Key Enviro Nmental Data 主要环境数据	96，122
KPI A1.3 关键绩效指标 A1.3	Total hazardous waste produced（in tonnes）and, where appropriate, intensity（e. g. per unit of production volume, per facility） 所产生有害气体物总量（以顺计算）及（如适用）密度（如以每产量单位、每项设施计算）	Key Enviro Nmental Data 主要环境数据	97，124
KPI A1.4	Total non－hazardous waste produced（in tonnes）and, where appropriate, intensity（e. g. per unit of Production Volume, Per facillity）	Key Enviro Nmental Data	97，125

（二）参与性

1. 定义

参与性指企业社会责任报告在编制的全流程，通过设置恰当的环节，让利益相关方参与到报告的编制过程中。

2. 解读

让利益相关方参与报告的编制，是发挥报告编制价值的重要途径。企业应选择核心利益相关方，在适当的范围内参与到报告的编制，深入沟通、精准影响，发挥过程价值。

3. 评估方式

● 企业高层领导参与到报告的编制过程。

● 职能部室和下属单位参与到报告编制的过程。

● 普通员工参与到报告编制的过程。

● 召开报告专家意见征求会。

● 申请报告第三方评价、评级。

● 政府、媒体、客户、合作伙伴、社区代表等参与到报告编制过程。

案例：佳能（中国）创新报告发布，提升利益相关方参与度

佳能（中国）于 2017 年 8 月 30 日在北京金宝大厦举行了 2017 年企业社会责任工作沟通会，沟通会上同时发布了《佳能（中国）企业社会责任报告 2016～2017》。工信部政策法规司副巡视员郭秀明、中国外商投资企业协会副会长李玲等政府领导和行业协会、企业社会责任领域专家、企业代表等出席会议。

报告发布会上，佳能（中国）有限公司董事长兼首席执行官小泽秀树亲自致辞。随后 7 位佳能（中国）员工分别从客户、经销商、环境、员工、公益等角度向利益相关方全面展示佳能（中国）的社会责任理念和履责实践。与会嘉宾还近距离体验了佳能在智慧教育、安心城市和健康生活三个领域的产品和解决方案。整场沟通会以社会责任报告发布为契机，有效促进政府关系和公众关系发展，增进利益相关方沟通，加大传播力度，提升佳能（中国）品牌形象。

（三）传播性

1. 定义

传播性是指社会报告信息的传递和运行。

2. 解读

让报告所承载的社会责任信息为更多的利益相关方感知，从而知晓企业、了解企业、理解企业进而支持企业，是报告发挥价值的另外一个重要途径。让社会责任报告以更加通畅的渠道、更加新颖的形式呈现给更多利益相关方，是报告价值最大化的必然要求。

3. 评估方式

● 对报告进行二次开发，编制简版报告、H5 版报告、视频版报告等。

● 召开报告专项发布会或嵌入式发布会。

● 在大型活动平台上二次发布报告。

● 结合报告发布策划系列宣传文章和主题活动。

● 参与报告相关的会议、论坛、调研等相关活动。

● 策划和推广报告主题产品。

● 制作报告专门网站。

● 多渠道使用报告。

案例：华润集团全方位传播方式

华润（集团）有限公司2015年社会责任报告完成后，除了将定稿的电子版报告上传企业官网和以官微推送，供利益相关方下载阅读外，还进行了全方位的宣传发布活动。

（1）制作了2015年社会责任报告的简版报告。梳理履责亮点，提炼关键数据，制作成简版口袋书形式，便于携带和传播。

（2）用报告封面设计制作了卡式U盘，U盘内拷贝社会责任报告，以礼品形式赠送发布。

（3）在香港部分纸媒上进行了投放宣传。

（4）在《指南4.0》启动会上进行了二次发布演讲。通过多种形式，有效加大宣传覆盖面，提升宣传质量。

四、创新标准

1. 定义

创新是指企业社会责任报告在各个维度事项上的突破点。

2. 解读

社会责任报告的创新主要体现在三个方面：报告内容、形式的创新，报告流程的创新和报告价值的创新。创新不是目的，通过创新提高报告质量是根本。

3. 评估方式

将报告内容、形式、流程、价值上与国内外社会责任报告以及企业往期社会责任报告进行对比，判断其有无创新，以及创新是否提高了报告质量。

案例：中国建筑社会责任报告注重创新

《中国建筑股份有限公司2016可持续发展报告》创新"神形兼备"，报告立意高远，全文从主体的确定，框架的拟定，文字的表达到设计的展开，全方位服务打造"中国建造"品牌，彰显中国建筑担当的报告"灵魂"：内容与时俱进。充分回应了联合国可持续发展目标（SDGs），并在一定程度上做了管理方法披露（DMA）。体现出中国建筑作为全球最大投资建设集团的责任引领作用：形式既有整体性又具有律动性。主题和内容充分衔接，各章节体例一致，环环相扣又自成体系。生动展现了企业年度履责绩效，具有卓越的创新性表现。

第八章　善用资源，服务建设

一、华润健康集团有限公司

（一）公司简介

华润健康集团有限公司（原华润医疗集团有限公司），2011年成立于香港，是华润（集团）有限公司的全资子公司。华润（集团）有限公司是国务院国资委直接管理的大型国有重点骨干企业之一，2018年位列世界500强第86位。华润健康作为华润集团旗下一级利润中心，专业从事医疗健康产业的投资和运营管理，是华润集团未来重点打造的健康服务产业平台。

自成立以来，华润健康致力于中国医疗卫生事业及健康事业的长远发展，依托华润集团雄厚的综合实力、多元化投资优势和先进的管理理念，积极参与中国医疗体制改革，在医院及健康产业的投资、运营管理方面做出了积极的探索与实践。

目前，华润健康旗下拥有共计111家医疗机构，实际开放床位数超过15000张，是按床位计中国最大的医疗健康集团之一，是华润医疗控股有限公司（香港联合交易所股份代码：1515.HK）第一大股东。未来，华润健康将继续围绕区域核心健康资源开展全国多点布局，建立跨全国多个重点区域的健康服务平台，打造医保结合、医养结合的健康产业生态圈，整合健康业资源、提升品牌知名度和影响力，为国有资本引领健康产业的发展树立行业标杆。

在建设"健康中国"上升为国家战略、国家进一步深化医药卫生体制改革、促进社会资本办医的政策指引下，作为中国医疗改革的先行者、探索者、实践者，我们将牢记"一切为了大众健康"的企业使命，充分发扬务实、专业、协同、奉献的企业精神，为实现华润集团的大健康产业战略目标，为中国医疗卫生事业的长远发展和人类的健康事业做出更大贡献。

（二）责任管理

1. 履责历程

表 8-1 华润健康履责历程

年份	履责历程
2011	华润健康集团有限公司（原华润医疗集团有限公司）成立，总部设在香港。作为华润集团的一级利润中心，由华润集团直接管理
2012	与昆明市卫生局在云南省昆明市举行昆明市儿童医院股份制合作的签约仪式。华润健康全面参与昆明市儿童医院的股份制改造，开创了央企与公立医院改革的先河
2013	与美国 JCI 签署合资协议，双方将依据协议成立合资公司，共同就 JCI 认证培训业务开展合作
2014	首次独立发布《华润健康集团有限公司 2013 年社会责任报告》
2015	发布第二份社会责任报告《华润健康集团有限公司 2014 年社会责任报告》
	发布《华润健康集团有限公司社会责任工作管理办法》，确立了华润健康社会责任管理的原则、组织及职责，工作流程等，并附《华润健康集团有限公司社会责任管理关键绩效体系》《华润健康集团有限公司社会责任关键绩效统计指标》
	联合华润慈善基金会、昆明市儿童医院共同发起的"奔跑的天使"——华润慈善基金儿童健康关爱项目落地昆明市儿童医院
2016	凤凰医疗以 100% 全票通过关于收购华润医疗（现华润健康）全资子公司广雄有限公司的股权买卖协议，华润健康获配凤凰医疗 4.6 亿新股，正式成为凤凰医疗第一大股东，占股比例为 35.7%，凤凰医疗更名为"华润医疗控股有限公司"
	制定"十三五"社会责任规划，明确"十三五"社会责任管理、实践重点
	创立公益与服务品牌——"润心"，包括"润心"慈善基金、"润心"义诊、"润心"临床医务社工和"润心"志愿者服务。旨在提升服务质量，改善患者就医体验，积极践行央企社会责任、树立华润健康品牌形象，扩大品牌影响力
	发布第三份社会责任报告《华润健康集团有限公司 2015 年社会责任报告》

年份	履责历程
2017	经华润集团研究决定，华润医疗集团有限公司正式更名为华润健康集团有限公司（简称"华润健康"），以进一步推动华润大健康产业的发展
	发布第四份社会责任报告《华润健康集团有限公司 2016 年社会责任报告》，并首次参与社科院企业社会责任研究中心报告评级，获四星半级
2018	发布第五份社会责任报告《华润健康集团有限公司 2017 年社会责任报告》，获四星半级；编制《华润健康集团有限公司 2017 年社会责任报告》简版；编制《华润健康集团有限公司 2017 年优秀社会责任案例集》，展示各部门及各成员单位优秀社会责任实践
	参与社科院企业社会责任研究中心《中国企业社会责任报告指南之医疗行业 CASS - CSR4.0》的编制，促进行业发展，提升华润健康的行业影响力
	为顺应企业社会责任发展新趋势，更好地推进社会责任管理，促进社会责任践行和融合，加强社会责任传播、沟通和研究，推进企业可持续发展，修订《华润健康集团有限公司社会责任工作管理办法》，修改《华润健康集团有限公司社会责任管理关键绩效体系》《华润健康集团有限公司社会责任关键绩效统计指标》

2. 社会责任制度

2015 年，《华润健康集团有限公司社会责任工作管理办法》《华润健康集团有限公司社会责任管理关键绩效体系》《华润健康集团有限公司社会责任关键绩效统计指标》正式发布。2018 年，为顺应企业社会责任发展新趋势，更好地推进社会责任管理，促进社会责任践行和融合，加强社会责任传播、沟通和研究，推进企业可持续发展，华润健康对以上制度进行了修订，并将制度更名为《华润健康集团有限公司社会责任工作管理办法》《华润健康集团有限公司社会责任管理关键绩效体系》《华润健康集团有限公司社会责任关键绩效统计指标》。制度确立了华润健康社会责任管理的原则、组织及职责，工作流程等，建立华润健康社会责任管理关键绩效体系，包括责任管理、经济责任、客户责任、伙伴责任、公共责任和环境责任 6 个方面、33 个维度、137 个关键绩效指标。华润健康实行社会责任工作预算管理，在商业计划中明确社会责任项目，在预算中明确费用支出，并每季度向华润集团报告对外捐赠情况。

3. 社会责任模型

华润健康秉承"常怀感恩之心，努力回报社会，做优秀企业公民"的责任理念，搭建医疗健康板块一体化投资运营平台、健康小镇平台、健康基金平台和健康教育平台，围绕"健康发展 股东幸福""健康成长 员工幸福""健康保障 客户幸福""健康共创 社会幸福"四个方面开展社会责任实践，与政府、股东、员工、客户、供应商、伙伴、行业、环境和社区一起共同为"一切为了大众健康"而努力。

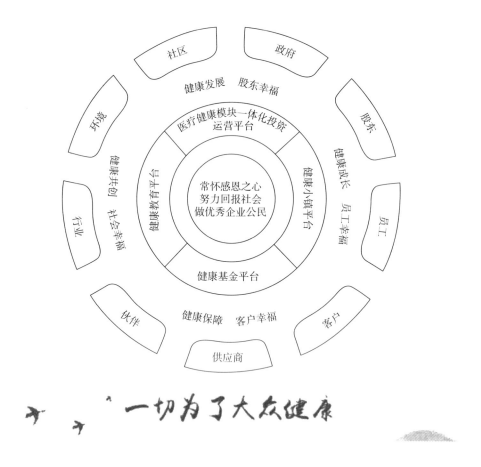

图 8-1　华润健康社会责任模型

4. 社会责任组织

华润健康将社会责任工作作为一项战略性工作，努力建立健全企业社会责任管理的长效机制。华润健康成立企业文化与社会责任指导委员会和执行小组。指导委员会是公司社会责任工作的领导机构，由华润健康主要领导担任主任、副主任，管理团队成员为委员会成员。负责推动落实华润集团社会责任战略规划，深化华润健康社会责任理念和文化，对华润健康社会责任战略方向进行决策、领导和推进，审批华润健康社会责任战略规划、重要制度与年度计划，部署开展社会责任工作，管控重大社会责任风险，涉及社会责任的决策事项，在办公会讨论通过后，可以视需要以委员会的名义发布。指导委员会下设执行小组，由人事行政部牵头，各部门联系人及各成员单位联络员组成，主要负责依据战略规划开展社会责任管理、实践和传播等工作，推进理念和文化的落地；制定社会责任战略、制度和年度计划；执行社会责任工作，如编制年度社会责任报告、开展社会责任沟通交流传播等。

5. 社会责任能力提升

华润健康将员工社会责任意识和能力的提升作为推进责任融合、以编促管的基础，努力为员工创造学习社会责任知识的机会，推进全员责任意识和能力的提升。

一是参与外部培训。参加第九期百人讲堂——责任官公益培训计划，了解社会责任领域最新动态，学习优秀企业经验，所在第九组在责任大联欢比赛中荣获一等奖。

二是参与评级。2016 年报告首次参与社会科学院评级，获得四星半级，是一份领先的企业社会责任报告。其中的过程性审阅会议，让华润健康对社会责任报告的定位、价值和统一规划等有了新的思考。

三是组织报告总结会。组织 2016 年社会责任报告总结会，共同探讨报告编制、责任管理、责任实践和责任沟通等议题，总结经验教训，发挥报告的管理价值。

（三）报告管理

1. 报告概况

企业社会责任报告是利益相关方了解企业、与企业沟通的重要工具。华润健康自成立以来，高度重视社会责任，充分拓展利益相关方沟通渠道，加强与利益相关方的沟通和交流。在华润集团的要求和华润健康自身需求的驱动下，华润健康自 2014 年开始编制社会责任报告，并形成报告编制发布制度，至今已发布 5 份年度社会责任报告。编制、发布社会责任报告已成为华润健康普及社会责任知识、推进社会责任管理、实践和融合的重要手段，对推动华润健康社会责任工作机制的建设、反思工作不足以及促进责任践行和融合意义重大。

表8-2 华润健康社会责任报告发布情况概况

发布年份	报告页数	报告语言	报告版本	参考标准
2014	17	中文	电子	—
2015	39	中文	电子	—
2016	72	中文	印刷/电子	国务院国资委《关于中央企业履行社会责任的指导意见》（国资发研究〔2008〕1号） 中国社会科学院《中国企业社会责任报告编制指南》（CASS-CSR3.0） 《华润企业公民建设指引》《华润集团社会责任管理办法》
2017	84	中文	印刷/电子	国务院国资委《关于中央企业履行社会责任的指导意见》（国资发研究〔2008〕1号） 中国社会科学院《中国企业社会责任报告编制指南》（CASS-CSR3.0） 香港联交所《环境、社会及管治报告指引》 《华润企业公民建设指引》《华润集团社会责任管理办法》
2018	72	中文	印刷/电子/简版	GB/T 36001-2015《社会责任报告编写指南》国家标准 国务院国资委《关于中央企业履行社会责任的指导意见》（国资发研究〔2008〕1号） 中国社会科学院《中国企业社会责任报告编制指南》（CASS-CSR4.0） 香港联交所《环境、社会及管治报告指引》 《华润企业公民建设指引》《华润集团社会责任管理办法》 《华润健康集团有限公司社会责任工作管理办法》

2. 报告投入

华润健康社会责任报告以内部编制为主，同时邀请外部社会责任专家为报告编写提供意见和建议。华润健康的社会责任报告投入主要为人员投入、时间投入、素材收集、召开启动会和总结会等。五年来，华润健康社会责任报告编写的人员随着部门的调整和成员单位的不断增多而不断增多，投入时间为3~6个月不等，素材随着成员单位的不断增多而不断增多，启动会和总结会逐渐增加，并邀请外部社会责任专家利用启动会和总结会进行社会责任培训。2018年，华润健康 2017 年社会责任报告编制中，补充资料 2 次，反馈意见和建议 5 次，最终形成了 4 万余字的报告。

3. 报告编制过程

华润健康按照《华润健康集团有限公司社会责任工作管理办法》的要求，结合行业特色、自身实际情况，建立健全社会责任组织、制度体系，以高效推进社会责任工作、编写高质量的社会责任报告。

（1）组织。

1）社会责任组织体系。华润健康企业文化与社会责任指导委员会是华润健康社会责任编写和发布的最高责任机构，确定年度社会责任报告的战略导向和重点社会责任信息披露领域。同时，在报告初稿完成后，对社会责任报告的内容和形式进行审议，在社会责任最终成稿之前，确定社会责任报告发布的时间等。执行小组中，人事行政部负责根据华润集团总体部署、报告框架和华润健康特点，确定报告核心议题、报告框架及报告编写、修改、设计、印刷和发布等；各部门负责确定与本部室职能业务条线相关的实质性议题并负责相关章节内容素材的汇总和编写；成员单位联络员负责素材收集、加工整理、报送素材，并对材料的真实性、准确性负责。各部门和各成员单位协助完成报告的审核工作。另外，华润健康还邀请外部社会责任专家对报告框架等提出意见和建议，进行初稿诊断，提出设计发布建议等。

华润健康不断完善社会责任报告编制工作机制，充分激发执行小组成员在素材收集、智力支持和沟通协调方面的主动性和创造性，努力构建一支能力突出、尽职高效的工作团队，并有效发挥执行小组的价值。

一是召开专项会议。在报告编制的重要节点，召开专项会议，如启动会、总结会等，执行小组全员参与，学习理论知识、研讨工作经验、协调具体事项，确保工作效果。

二是日常沟通。通过微信组、邮件等渠道，实现资料共享、进度共知、事项协调和学习交流等，提升执行小组成员间沟通的可及性、频率和工作黏度。

三是激励约束。对态度积极、工作认真、贡献较大的执行小组成员所在部门或成员单位，在报告编制过程中，使用的素材尽量向其倾斜。组织优秀社会责任案例评选，进行精神奖励，提升执行小组成员的积极性和认同感。如表 8 - 3 所示。

表8-3 华润健康社会责任报告责任分工

部门	负责内容
人事行政部	责任管理、企业简介、慈善公益、媒体关系、员工权益保障、员工培训和职业发展
党委办公室	健康扶贫、文化、民主管理、员工关爱
投资发展一部	风险机遇分析、改革发展、责任投资、战略合作
投资发展二部	责任投资、战略合作
创新事业部	管理创新、学术创新、战略合作
运营管理部	价值创造、管理创新、学术创新、质量安全、服务管理、行业发展、战略合作
健康小镇建设事业部	供应链管理
财务部	价值创造、审计、风险管理
法律事务部	依法经营、公平竞争
信息管理部	信息化促进管理和服务提升
纪检监察部	反腐倡廉
环境健康和安全部	质量安全、安全生产、环境保护

2）社会责任组织队伍：华润健康努力拓展渠道，丰富方式和方法，提升社会责任工作团队的专业能力，夯实编写高质量报告的基础。华润健康通过启动会和总结会，邀请外部专家，对社会责任工作联络人和联络员进行社会责任现状与趋势及社会责任理论、实践、传播等多方面知识的培训，积极参与中国社科院企业社会责任研究中心、南方周末、华润集团等组织的社会责任交流和培训活动，提升全员履责意识和能力，夯实社会责任专项工作的基础。

3）利益相关方参与：利益相关方的充分参与是提升报告质量的重要因素。华润健康积极争取利益相关方对报告编制的支持，通过参与社会责任高峰论坛、发布社会责任问卷、开展社会责任议题调查等方式，进行社会责任的内外部交流，明确利益相关方期望，并进行针对性回应。如表8-4所示。

表8-4 利益相关方沟通表

利益相关方	期望和要求	回应方式
政府	守法合规 合作共赢	依法纳税 定期汇报 战略合作

利益相关方	期望和要求	回应方式
股东	资产保值增值 健康发展 完善公司治理	定期汇报 参与经理人年会 建立健全管理制度和机制
客户	保障服务供给 确保护理安全 保障用药安全 提升服务水平 防范纠纷风险	争取资质、推进医联体工作 护理人员培训、经验分享 鼓励并为成员单位医护人员创造进修交流机会 回访、患者满意度调查、丰富投诉渠道
员工	合理的薪酬福利 培训和职业发展 良好的工作环境	提供有竞争力的薪酬福利 推进华润健康学院建设 推进绿色办公
供应商/伙伴/行业	公开公平公正采购 合作共赢 促进行业发展	廉洁采购 战略合作 组建联盟、组织回应、开展人才培养项目
环境	妥善处理废弃物 节约资源	积极配合环保部门检查 开展节能减排项目
社区	健康扶贫 慈善公益	定点扶贫 "润心"医务社工

（2）策划。

华润健康明确编制报告的目的，对报告进行明确的定位，有针对性地策划报告的内容、风格、流程、工作重点和资源匹配等。首先，报告是满足华润集团对成员单位的要求——鼓励一级利润中心编制发布社会责任报告。其次，通过报告向利益相关方传播华润健康社会责任管理和实践的成绩，加强与利益相关方的沟通，提升品牌知名度和美誉度，最终通过品牌价值的发挥促进企业的可持续发展。最后，华润健康编制发布社会责任报告最重要的作用就是希望通过报告编制发布促进管理。通过社会责任报告的编制，普及社会责任知识，打造社会责任战略和文化，发现企业管理中的不足，并通过将社会责任逐步融入战略、文化、职能管理、制度制定、日常运营等来弥补短板，提升可持续发展能力。

华润健康积极借助外部专家、各部门及各成员单位的智慧，共同做好年度社会责任报告的策划。如2018年，在编制2017年报告时，华润健康通过对文化等的研习，拟从文化中延伸出报告的主题，最终确定报告主题为"健康守护幸福"，既反映了华润健康"一切为了大众健康"的使命，又与习近平总书记发表的2018年新年贺词——幸福都是奋斗出来的相呼应。在框架方面，从主题出发，结合利益相关方及议题调查结果、资料初步梳理结果等，形成华润健康特色的框架。注重通过创新提高报告的质量。报告设置"健康幸福成长的2017"板块，系统呈现了华润健康在关键议题上的履责实践和成效，回应了利益相关方期望，彰显了华润健康的责任引领；披露积极响应联合国可持续发展目标（SDGs）的情况，既呈现了履责绩效和亮点实践，又体现了报告的与时俱进；开篇设置"健康扶贫，守护幸福"专题，积极响应精准扶贫的热点时事议题，聚焦履责特色，凸显了贯彻宏观政策的责任担当；文中多处以第三方证言的形式呈现履责成效，强化了报告编制的公信力。报告章节开篇页嵌入特色案例，通过故事解读延伸报告重点内容，凸显了企业履责意义，增强了报告的趣味性；文中多处嵌入二维码进行影像化延伸，扩展了报告内容，强化了报告的传播性和沟通力；设置"小知识"板块，解读行业专业术语，增强了报告的可读性。制定编制计划时间表，并根据实际情况适当调整，统筹推进。按照编制报告的重要节点，如资料收集、初稿撰写、报告设计等明确各个环节的时间。并充分考虑节假日、资料收集、意见反馈、领导审核等不可控因素，能并行和提前安排的事项提前安排，保障报告的顺利发布。

同时，华润健康也对报告编制工作做了长期的考虑，在规划和计划中，明确报告编制的目的、路径和支撑体系。规划社会责任报告常规版本、专题报告（质量安全和服务提升、健康扶贫）等，逐步形成丰富的社会责任报告体系。发布报告完整版、简版、长图版等，并在条件允许的情况下，发布视频版报告。除发布年度报告外，在网站及各成员单位微信公众号等发布最新的社会责任管理、实践绩效，加强沟通频次。尽量保持3～5年左右报告整体视觉风格和创意要素的一致，形成有辨识度的设计。在《华润健康集团有限公司社会责任工作管理办法》中明确报告编制体制机制，固化分工。每年总结报告编制过程中的不足，逐渐改善工作方式和流程。

（3）界定。

1）确定议题流程：华润健康从运营实际出发，结合国际、国内社会责任标准、指南、规范，通过召开社会责任报告启动会和总结会、邀请社会责任专家提意见、问卷调查等方式，主动识别重要利益相关方及关键议题，积极回应利益相关方诉求，提高社会责任工作水平，实现与利益相关方的共同成长。如表 8 - 5 所示。

表 8 - 5　实质性议题识别及排序

阶段	内容
识别	❖ 标准、指南、规范分析，形成议题库 ❖ 开展行业对标，识别行业相关议题 ❖ 政策舆情分析，识别出具有普遍社会需求的议题 ❖ 内外部沟通，通过利益相关方问卷调查、社会责任专家对话、先进企业社会责任交流等方式，识别广泛的议题
排序	❖ 对公司的影响，对公司战略、运营和管理等的影响 ❖ 对利益相关方的影响，对利益相关方的重要程度
审核	❖ 内部审核，企业文化和社会责任工作指导委员会、社会责任执行组、职能部门、各成员单位、员工意见征集
确认	❖ 确认关键议题，编写报告，开展社会责任实践

2）社会责任核心议题，如图 8 - 2 所示。

（4）启动。

华润健康人事行政部积极参与中国社会责任企业社会责任研究中心、南方周末等机构组织的培训、研讨及交流活动，学习了解国内外社会责任最新现状及发展趋势，社会责任理论、实践、沟通和传播知识，提高相关工作人员社会责任理论水平。

华润健康签发报告编制启动通知，组织社会责任报告编写启动会，邀请外部专家对报告参编人员进行社会责任知识的培训，普及并不断深化参编人员的社会责任认识。研讨往年报告编写中存在的问题，对今年报告编制提出期望等。同时，人事行政部分管领导对履行社会责任和编制社会责任报告的重要性阐明立场，明确工作目标，统一思想；人事行政部详细解读报告编制思路和框架，明确素材要求、分工、进度等。

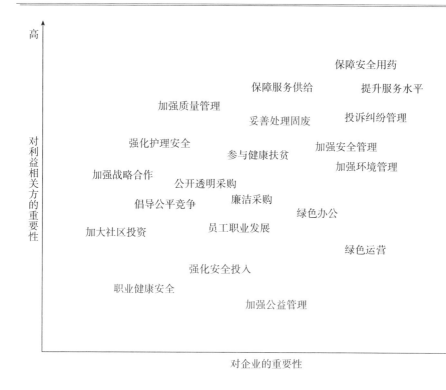

图 8-2　华润健康社会责任报告核心议题

（5）研究。

华润健康对国内外社会责任主流标准、华润集团社会责任工作管理办法、华润健康社会责任绩效指标管理体系等进行研习，学习党的十九大报告、医疗行业政策等文件，研读社会责任先进企业社会责任报告，梳理商业计划、成员单位官网及微信公众号信息，进一步明确报告披露重点。

（6）撰写。

华润健康由人事行政部牵头社会责任报告的撰写，总部各部室及各成员单位社会责任联络员负责本部室业务条线涉及内容的撰写和资料素材的收集。同时，华润健康在报告撰写前期、报告文字初稿编写完成、报告设计稿初步完成等节点，邀请外部社会责任专家对报告内容、形式等提出意见和建议，提升报告质量。

1）确认报告框架：人事行政部根据对社会责任标准、优秀企业社会责任报告、成员单位公开的外部宣传资料等的研读后，初步拟定报告框架，并征集各部门意见，最终经人事行政部主管领导审核通过后，确认最终的报告框架。如表8-6所示。

表8-6　华润健康2017年社会责任报告框架

一级标题	二级标题	三级标题或主要内容
主题：健康守护幸福		
领导致辞		履责形势分析、年度社会责任工作进展等
责任专题：健康扶贫		
健康幸福成长的2017		股东、员工、客户、社会章节关键绩效和重要实践等
关于我们	企业简介	医院数量等数据KPI设计，服务网络地图
	组织架构	
	品牌	
	企业文化	
	健康2017	风险机遇分析（SWOT分析）
		2017大事记
责任管理	责任模型	
	责任治理	责任组织
		责任制度
		议题管理
		责任沟通
		责任能力提升
	责任荣誉	荣誉列表、图
健康发展 股东幸福	开篇小故事	管理创新、学术创新案例
	价值创造	保值增值绩效（管理营业额及增长率、利润总额、年诊疗人次、年出院量）
	公司治理	规范管理
		风险管理（风险与内控管理）
	创新发展	管理创新（支持医院及养老机构管理创新的举措及成效）
		技术创新［学科发展、科研投入（资金、人员、科研课题数、SCI论文数等）、新增科研数目、重大创新奖项］
		信息管理

一级标题	二级标题	三级标题或主要内容
健康成长 员工幸福	开篇小故事	员工培训、发展案例及小故事，突出成长
	权益保护	员工学历、年龄构成
		尊重员工（签订劳动合同、禁止歧视与惩罚、保护员工隐私、购买国家规定的社会保障以及保护女职工、残疾人、农民工、劳务派遣工的合法权益等），劳动报酬权（按时足额支付劳动报酬、遵守最低工资制度、建立工资正常增长机制、超时工作报酬等），员工隐私保护
		民主管理（工会建会率、员工入会率、集体协商、基层员工诉求收集反馈机制）
		职业健康［职业病危害预防制度和措施（安全防护设备等）、职业病防护（职业健康培训、体检、心理健康援助）、保护医务人员人身安全］
	员工成长	员工培训（培训体系、制度、方式、投入、次数、学时）
		职业发展（政策、通道以及医院学科人才建设）
	员工关爱	困难员工帮扶（政策、举措、效果）、工作生活平衡（员工文体活动）
健康保障 客户幸福	开篇小故事	服务案例、故事
	质量安全	质量管理［医疗质量保障、改进政策及措施，医疗质量监督检查机制，提高医疗质量水平（门诊与住院质量、手术与麻醉质量、护理质量等）］
		护理安全
		用药安全
	服务管理	服务供给（提升服务可及性、提供安全的医疗和健康服务及真实的服务信息、保障医疗和健康服务的供给）
		价格合理［价格合理及透明（药品、诊疗费等）］
		服务提升（机制和制度、服务创新举措、信息化提升服务标准和质量），包括医院和养老机构
		关系融洽［客户关系管理政策与制度，包括医院和养老机构；客户满意度调查；客户沟通管理服务连续性（建立电子病历、出院患者随访等），包括医院和养老机构］
		投诉纠纷管理［对投诉和争议进行处理机制、患者投诉改进（重点关注医患纠纷的处理）、医疗责任事故止损及赔偿机制］，包括医院和养老机构

续表

一级标题	二级标题	三级标题或主要内容
健康共创社会幸福	开篇小故事	公益慈善案例、小故事，以受助者的口吻写
	公平竞争	诚信经营的理念与制度保障、遵守行业规范和商业道德，遵守竞争法规、尊重知识产权，经济合同履约率
	合作共赢	战略合作：战略共享机制及平台、战略合作（政府合作、企业合作、医院合作、产学研合作平台建设）
		供应商管理：责任采购〔供应商基本权益维护（公平、公开、公正采购，按要求履行合同），反对商业舞弊（建立供应链反腐机制，开展阳光宣言）〕；推动供应商履责〔供应商评估及审查机制，帮助供应商成长（开展培训，加强供应商审查，提升供应产品质量），（将核心议题向供应链推广，纳入采购要求，监督履责行为，提升责任能力）〕
		行业发展（组织、参与行业交流活动，参与行业标准编制等）
	EHS 管理	体系建设
		教育培训
		安全管理（应急机制、事故管理、教育培训等）、安全事故（伤亡人数、安全投入、培训绩效）
		应急管理
		环境保护（环境管理体系、节约资源、防治污染、绿色办公、环保公益等）
	慈善公益	公益管理（社会公益政策、主要公益投放领域，公益基金、品牌公益、慈善基金平台）
		爱心活动（义诊等）
		志愿者活动（支持政策和措施、活动绩效等）
展望 2018		2017 年责任管理、公司治理、医院管理、业务发展、EHS 管理、供应链管理、服务提升、公益慈善管理重要绩效数据和行动及 2018 年相关计划
关键绩效表		
指标索引		CASS－CSR4.0
支持联合国 2030 可持续发展目标的实现		
评级报告		
关于本报告		编制依据（国家标准、2030 议程、CASS－CSR4.0）、质量保证、报告体系、时间及内容范围、报告编制小组及编制流程等

2）明确报告指标体系。华润健康根据通过问卷等确定的社会责任议题、医疗行业特点、中国社科院企业社会责任研究中心《中国企业社会责任报告编写指南（CASS – CSR4.0）》《华润集团社会责任关键绩效指标管理体系》《华润健康集团有限公司社会责任关键绩效指标管理体系》等，确定社会责任报告的指标体系。如表 8 – 7 所示。

表 8 – 7　华润健康 2017 年社会责任报告关键绩效指标

类别	指标
经济责任	营业收入（万元）
	资产总额（万元）
	纳税总额（万元）
	病床使用率（%）
	病床周转次数（次）
	出院患者平均住院日（天）
	门急诊量（千人次）
	出院量（千人次）
	贪污诉讼案件数目（个）
员工责任	员工总数（人）
	新增就业人数（人）
	社会保险覆盖率（%）
	女性管理者比例（%）
	残疾人雇佣人数（人）
	人均带薪休假天数（天）
	员工培训投入总额（万元）
	人均培训投入（万元）
	人均培训时间（小时）
	参训人员数（人次）
	员工培训覆盖率（%）
	体检覆盖率（%）

续表

类别	指标
员工责任	员工满意度（%）
	员工流失率（%）
	本地员工比例（%）
	工会建会率（%）
	员工入会率（%）
	困难员工帮扶投入（万元）
	困难员工帮扶人数（人次）
	走访慰问困难员工家庭（人次）
	资助困难员工子女入学（人次）
	救助患病员工（人次）
客户责任	患者满意度（%）
	患者投诉反馈处理数占投诉数比重（%）
	处方合格率（%）
	甲级病案率（%）
	科研投入额（万元）
	每百张临床重点专科数（个）
	开展二类、三类医疗技术的数量（个）
	重大创新奖项
	医院管理信息系统覆盖率（%）
	信息化资金投入（万元）
安全责任	工伤事故发生数（次）
	事故死亡人数（人）
	职业病发生次数（人）
	年度新增职业病（人）
	安全培训人次（人次）
	安全生产投入（万元）
	安全培训覆盖率（%）
	安全应急演练次数（次）
	安全管理人员持证率（%）

类别	指标
环境责任	环保总投入（万元）
	碳强度（二氧化碳排放总量/GDP）（吨/元）
	节能减排技术改造投入（万元）
	万元营业收入可比价综合能耗（万元/吨标准煤）
	万元增加值可比价综合能耗（万元/吨标准煤）
	医疗废弃物总量（吨）
	医疗废弃物减排量（吨）
	环境事件发生数（次）
伙伴责任	责任采购率（%）
	开展供应商培训次数（次）
	因为社会责任不合规被否决的潜在供应商数量（个）
	因为社会责任不合规被终止合作的供应商数量（个）
	经济合同履约率（%）
	战略合作协议签订数（份）
公共责任	重大负面舆情发生数量（次）
	慈善公益支出（万元）
	慈善活动场次（次）
	志愿者人数（人）
	健康扶贫投入总额（万元）
	药品质量事故发生数（次）
	医疗责任事故发生数（次）

3）素材收集。华润健康将社会责任专项工作分解到总部各部室。在收集素材、资料时，各部室负责其职责范围内社会责任专项工作和绩效指标素材的收集和初步整理，人事行政部汇总。人事行政部根据报告框架等，请职能部室进行二次资料收集和补充。同时，人事行政部根据年度新闻、商业计划、成员单位官网、官微等信息，对报告素材进行补充。人事行政部对收集的素材进行整理，按照报告框架进行报告编制，并根据素材优化报告结构，形成初稿。华润健康聘请

外部专业机构对社会责任报告进行设计和印刷，遵循华润集团年度社会责任报告设计风格，体现华润健康特色。

（7）发布。华润健康向华润集团、各成员单位、重要利益相关方寄送社会责任报告纸质版，制作电子版，在华润集团、华润健康官网发布，通过外部利益相关方、成员单位微信公众号发布新闻，并附二维码，读者扫描二维码便可在线阅读报告。另外，华润健康还参加社科院企业社会责任研究中心等组织的报告集中发布会等，展示报告。

（8）总结。华润健康签发组织社会责任报告总结会通知。准备报告编制总结PPT，对报告编制全过程进行回顾，评估目标达成情况，总结创新与不足之处，对下一年度报告编制工作和社会责任工作提出设想。同时，请各部室及各成员单位向利益相关方发放社会责任报告信息反馈表，收集利益相关方对报告的反馈意见和建议。召开会议，邀请外部专家开展社会责任培训，人事行政部分管领导对报告编制工作和社会责任工作进行总结、提出要求，请各部室及各成员单位对报告编制、发布和使用等提出反馈意见和建议。通过总结会，华润健康将进一步明确利益相关方的期望和诉求、今年编制报告的得失和来年社会责任报告编制及社会责任工作的行动计划。

（四）报告评级

华润健康仍在不断完善社会责任报告编写、发布体系，社会责任报告编写水平稳步提升，社会责任报告发布渠道逐渐拓宽，得到内外部的一致好评。

1. 外部评价

自2017年起，华润健康企业社会责任报告开始在中国社会科学院企业社会责任研究中心"中国企业社会责任报告专家委员会"进行评级。评级标准从过程性、实质性、完整性、平衡性、可比性、可读性和创新性等方面对企业社会责任报告的编写水平进行评价。评价结果显示，华润健康报告水平逐步提升。如表8-8所示。

表8-8 华润健康社会责任报告评级一览

评级时间	综合评级	过程性	实质性	完整性	平衡性	可比性	可读性	创新性
2017年	四星半级（88分）	四星半	五星	四星半	四星	五星	四星半	四星半
2018年	四星半级（88.6分）	五星	四星半	四星半	五星	五星	五星	四星半

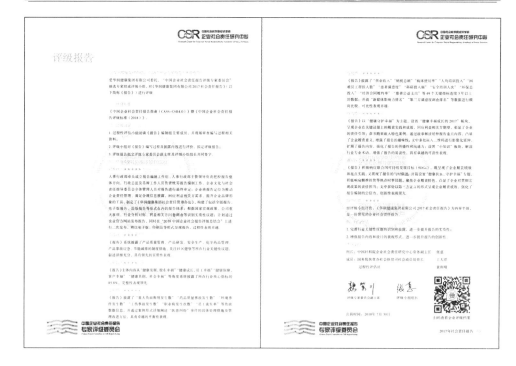

图 8-3　华润健康集团有限公司 2017 年社会责任报告评级

2. 内部评价

在每年的报告启动会或者总结会上，华润健康都会征集各部门及各级单位对前一年度社会责任报告的意见和建议，普遍获得内部好评。同时，也会收集到建设性意见和建议，为下一年度报告质量的提升奠定基础。

二、华润医疗控股有限公司

（一）公司简介

华润医疗控股有限公司（以下简称"华润医疗"）是华润集团大健康板块负责医院投资运营管理的医疗产业主平台。截至 2018 年 6 月，华润医疗在北京、华北、华东、华中、华南等主要区域运营管理 113 家医疗机构，提供临床诊疗、健康管理、公共卫生、医养结合等全方位、多层次的医疗健康服务。

华润医疗秉承"仁心仁术，康泽天下"的企业使命，积极参与国家医疗服务产业的供给侧结构性改革，充分融合品牌、资源、经验、团队的优势，提高现有医疗机构网络的诊疗技术能力、运营效率和服务水平，向社会大众提供高品质的医疗健康服务；充分发挥公司参与公立医院和国企医院改革的经验，迅速布局和深耕全国各重点区域，扩大健康产业规模，构建优质高效的区域一体化协作医疗体系；充分利用平台资源践行华润大健康产业战略，塑造中国医院投资运营的典范，向成为大众信赖的国际领先医疗产业集团迈进。

华润医疗积极践行健康中国战略，履行企业社会责任。旗下医疗机构定期举办学雷锋义诊进社区和进山区活动、健康知识宣讲、开通生命热线等多种造福百姓、惠及民生的医疗活动，同时选派优秀医生援疆援藏，开展区域医院定点帮扶等；设立临床工作委员会，加强医院学科建设；设立质量安全管理部，强化医院质量安全管理；在华润大学成立管理人才培养基地；成立青年工作委员会，倡导"奋斗的青春最美丽"，助力青年人才迅速成长；成立润马会大健康分会，积极组织各项健康运动，号召大家"快乐工作、优雅生活"；华润医疗致力于引领中国医疗体制改革，为推动中国健康事业的发展贡献力量。

（二）履责历程

表 8-9　履责历程

年份	内容
2016 年	北京市健宫医院、北京燕化医院顺利通过 JCI 复审
	与华润医疗（现华润健康）重组，收购华润武钢医院、广东三九脑科医院、淮北矿工总医院集团、徐州市矿山医院、深圳三九门诊部等成员医疗机构及公司，成立华润凤凰医疗控股有限公司
2017 年	公司下属淮北矿工总医院通过三甲评审
2018 年	华润大健康学术年会成功举行 华润大健康创新与发展奖颁奖典礼成功举行
	华润医疗职业院长高级研修班开班
	华润医疗创新发展和知识产权委员会、华润医疗科学技术协会成立
	与泰安泰山城乡建设发展有限公司及泰安市高铁新区建设发展中心合作共建泰安高铁医院
	华润凤凰医疗控股有限公司更名为华润医疗控股有限公司
	华润医疗控股有限公司与中国能源建设集团资产管理有限公司正式签署合作协议，接管北京中能建医院、广东中能建电力医院、广西水电医院和中能建安徽医院

（三）责任管理

1. 文化体系

明确理念、愿景及价值观。2018 年，华润医疗控股有限公司对公司文化建设和责任管理做出了承前启后、升级升华的部署，确定了新的文化理念体系，形成了责任管理的纲领：责任使命为"仁心仁术，康泽天下"，责任愿景为"成为大众信赖的国际领先医疗产业集团"，价值观为"诚实守信，业绩导向，以人为本，创新发展"，发展理念为"做实、做强、做大、做好、做长（5M 原则）"，企业精神为"务实，专业，协同，奉献"，企业口号为"守正出新，正道致远"。这一体系清晰表述了华润医疗的企业文化理念，是全体华润医疗人应该具备的团队气质和精神风貌。

2. 责任理念

华润医疗致力于为社会大众提供优质、安全的医疗服务。我们将保护环境、节约能源、关爱员工、服务大众健康等理念落实到我们的运营以及发展当中，为大众创造价值，履行我们对社会的承诺和责任。

我们为质量安全把关，以病人的安全与健康为核心，采用 JCI 医院质量管理体系，在治疗流程中实施有效的管理和精确的控制，并设置严谨的追溯机制，加强医、患、政府、股东等相关各方的监督参与，以促进公司持续地改进质量与落实各医疗程序的安全，从而有效地推动并持续地提升我们所属医院的质量安全水平。

3. 责任报告

企业社会责任报告是企业与利益相关方进行信息沟通的主要平台。华润医疗自 2016 年起开始发布年度企业社会责任报告（环境、社会及管治报告），展示华润医疗在企业医院改革、公益活动、职业健康与安全、环境保护、废水废气处理、危废处理、节能减排等方面做出的工作和承担的社会责任。

4. 报告投入

每年报告编写的投入如表 8 – 10 所示。

表 8 – 10　投入

年份	投入人员	投入时间	收集素材
2016 ~ 2018	4	4 个月	30 多万字的素材及照片

（四）报告管理

1. 策划

对社会责任报告系统的设计策划，首先要明确编制社会责任报告的主要目标，进而对报告编制工作进行近期和远期、形式与内容、主题与框架、创新与传承、单项工作和建章立制等方面的系统计划。华润医疗在课题开展前期，对报告编制形式、报告主题、报告工作进度等方面进行了系统的规划，为后续工作开展提供了保障；同时也明确公司社会责任实践方向，努力创造经济、社会和环境的可持续价值，服务华润集团大健康战略发展，服务健康中国战略，服务人民对美好生活向往的健康需求，是新时代华润医疗履责尽责的里程碑。

2. 界定

华润医疗参考 GRI 实质性准则，明确识别、排序、审核、确认四个流程。在识别环节，充分考虑企业战略与运营重点、社会责任标准、《环境、社会及管治（ESG）报告指引》、宏观政策与背景、利益相关方关注点等，识别企业可持续发展管理的核心议题。通过评定对公司的影响、对利益相关方影响的重要程度，选定议题管理的顺序，把对公司战略重要性、对利益相关方重要性较强的议题识别出来。经公司领导层、各业务系统，以及社会责任专家的审核，确认各个领域关键议题，更好地推进履行社会责任工作。

华润医疗从政府、股东、员工、伙伴、社会、环境、客户等利益相关者的角度出发，结合医疗服务行业自身特点，开展和分享企业的社会责任理念与实践活动。

表 8 - 11 与利益相关方的沟通渠道及方式

利益相关方	沟通渠道及方式
政府	依法履行企业义务；公共卫生事业；提升运营能力；扩大服务覆盖范围；重大活动服务保障；积极响应国家政策
股东	完善公司治理；加强内控建设；完善信息披露制度
员工	建立工资增长机制；促进员工成长成才；提供和谐工作环境；关爱员工生活健康
伙伴	签订战略合作协议；建立公平、透明的共赢合作机制
社会	投身公益事业；开展健康宣教与帮扶；倡导精神文明
环境	倡导节能减排；树立环保理念
客户	提高医疗质量、医疗技术水平、医疗服务能力，降低医疗风险；开展满意度调查；进行持续改进

3. 启动

华润医疗每年度末启动编制社会责任报告（环境、社会及管治（ESG）报告），并于下一年度 6 月前完成报告的编制和发布工作。2018 年末，公司领导就报告编制方案、报告编写框架、编制时间推进、编制工作分配等方面进行安排部署。

4. 编写

《报告》制定了科学、紧凑的工作日程表，分为前期资料筹备、召开培训会和启动会、调查研究、报告写作、实质性议题识别和报告审核六大步骤。素材收集和整理历时 1 个月，文字版编制工作历时 3 个月，设计版编制工作历时 1 个月。每步工作严格按计划执行，按时、按质完成了全部工作内容，也初步形成了一套科学、高效、可复制的《报告》编制流程。

5. 发布

在提升公司总体责任报告编制水平的同时，我们鼓励并积极引导各下属单位探索适合于自身的责任成果发布形式。华润医疗每年上半年发布社会责任报告（环境、社会及管治（ESG）报告），截至目前已连续发布两年。社会责任报告通过官网、香港交易所、微信公众号等多种渠道对外披露传播，引起了媒体的关注，也受到了大众的好评。同时加强在自有员工及利益相关方中的传播力度，让广大投资者及自有员工充分了解、理解华润医疗的社会责任和社会责任工作，更好地发挥社会责任报告的影响力。

6. 总结

华润医疗注重社会责任报告编写总结，将在 2018 年报告编写启动会上对上年度报告编写过程进行总结与回顾，在下一年度报告管理中继续改善。此外，还结合社科院报告编写指南、《环境、社会及管治（ESG）报告》等对报告的亮点和不足之处进行分析，对于不足之处，在下一年度报告编写过程中进行改进。

附　录

一、参编机构

（一）中国社会科学院经济学部企业社会责任研究中心

中国社会科学院经济学部企业社会责任研究中心（以下简称"中心"）成立于 2008 年 2 月，是中国社会科学院经济学部主管的研究机构。著名经济学家、国家金融与发展实验室主任、中国社科院经济学部主任李扬研究员任中心理事长，中国社科院工业经济研究所所长黄群慧研究员任中心常务副理事长，中国社科院社会发展战略研究院副研究员钟宏武博士任主任。中国社会科学院、国务院国资委、人力资源和社会保障部、中国企业联合会、人民大学、国内外大型企业的数十位专家、学者担任中心理事。

中心以"中国特色、世界一流"为目标，积极践行研究者、推进者和观察者的责任：

● 研究者：中心积极开展中国企业社会责任问题的系统理论研究，研发颁布《中国企业社会责任报告编写指南（CASS - CSR 1.0/2.0/3.0/4.0）》，组织出版《中国企业社会责任》文库，促进中国特色的企业社会责任理论体系的形成和发展。

● 推进者：为政府部门、社会团体和企业等各类组织提供咨询和建议；主办"中国企业社会责任研究基地"；开设中国社科院研究生院 MBA《企业社会责任》必修课，开展社会责任培训，传播社会责任理论知识与实践经验；组织、参加各种企业社会责任研讨交流活动，分享企业社会责任研究成果。

● 观察者：每年出版《中国企业社会责任蓝皮书》，跟踪记录上一年度中国企业社会责任理论和实践的最新进展；持续发布《中国企业社会责任报告白皮书》，研究记录我国企业社会责任报告的阶段性特征；制定、发布、推动《中国企业社会责任报告评级》；组织分享责任——中国行/世界行调研活动。

研究业绩

【课题】

1. 国务院国资委：《中央企业社会责任蓝皮书》《中央企业海外社会责任研究》，2017 年。

2. 国务院扶贫办：《促进企业参与精准扶贫机制研究》，2017 年。

3. 国家发改委：《"一带一路"与海外企业社会责任》，2015 年。

4. 工业和信息化部：《责任制造——以社会责任推动"中国制造 2025"》，2015 年。

5. 国务院国资委：《中央企业海外社会责任研究》，2014 年。

6. 国务院国资委：《中央企业社会责任优秀案例研究》，2014 年。

7. 国家食药监局：《中国食品药品行业社会责任信息披露机制研究》，2014 年。

8. 国土资源部：《矿山企业社会责任评价指标体系研究》，2014 年。

9. 中国保监会：《中国保险业社会责任白皮书》，2014 年。

10. 全国工商联：《中国民营企业社会责任研究报告》，2014 年。

11. 陕西省政府：《陕西省企业社会责任研究报告》，2014 年。

12. 国土资源部：《矿业企业社会责任报告制度研究》，2013 年。

13. 国务院国资委：《中央企业社会责任优秀案例研究》，2013 年。

14. 中国扶贫基金会：《中资海外企业社会责任研究》，2012 ~ 2013 年。

15. 北京市国资委：《北京市属国有企业社会责任研究》，2012 年 5 ~ 12 月。

16. 国资委研究局：《企业社会责任推进机制研究》，2010 年 1 ~ 12 月。

17. 国家科技支撑计划课题：《〈社会责任国际标准风险控制及企业社会责任评价技术研究〉任务》，2010 年 1 ~ 12 月。

18. 深交所：《上市公司社会责任信息披露》，2009 年 3 ~ 12 月。

19. 中国工业经济联合会：工信部制定《推进企业社会责任建设指导意见》

前期研究成果，2009 年 10 ~ 12 月。

20. 中国社科院：《灾后重建与企业社会责任》，2008 年 8 月至 2009 年 8 月。

21. 中国社科院：《海外中资企业社会责任研究》，2007 年 6 月至 2008 年 6 月。

22. 国务院国资委：《中央企业社会责任理论研究》，2007 年 4 ~ 8 月。

【专著】

1. 《中国企业应对气候变化自主贡献研究报告（2017）》，经济管理出版社 2017 年版。

2. 《中资企业海外社会责任研究报告（2016 ~ 2017）》，社会科学文献出版社 2017 年版。

3. 《中国企业扶贫研究报告（2016）》，社会科学文献出版社 2016 年版。

4. 《中国企业公益研究报告（2016）》，社会科学文献出版社 2016 年版。

5. 《中国企业社会责任年鉴（2016）》，经济管理出版社 2016 年版。

6. 《中国企业社会责任研究报告（2016）》，社会科学文献出版社 2016 年版。

7. 《上海上市公司社会责任研究报告（2016）》，经济管理出版社 2016 年版。

8. 《汽车企业社会责任蓝皮书（2016）》，经济管理出版社 2016 年版。

9. 《企业公益报告编写指南 3.0》，经济管理出版社 2016 年版。

10. 《中国企业社会责任报告（2015）》，经济管理出版社 2015 年版。

11. 《中国企业公益研究报告（2015）》，社会科学文献出版社 2015 年版。

12. 《中国企业社会责任研究报告（2015）》，社会科学文献出版社 2015 年版。

13. 《上海上市公司社会责任研究报告（2015）》，经济管理出版社 2015 年版。

14. 《中国企业社会责任报告（2014）》，经济管理出版社 2015 年版。

15. 《中国企业社会责任研究报告（2014）》，社会科学文献出版社 2015 年版。

16. 《企业社会责任负面信息披露研究》，经济管理出版社 2015 年版。

17. 《中国企业公益研究报告（2014）》，经济管理出版社 2015 年版。

18. 《中国企业社会责任报告编写指南 3.0 之石油化工业指南》，经济管理出版社 2015 年版。

19. 《中国企业社会责任报告白皮书（2013）》，经济管理出版社 2014 年版。

20. 《中国企业社会责任研究报告（2013）》，社会科学文献出版社 2014 年版。

21. 《中国企业社会责任报告编写指南（CASS – CSR3.0)》，经济管理出版社 2014 年版。

22. 《中国企业社会责任报告编写指南 3.0 之钢铁业指南》，经济管理出版社 2014 年版。

23. 《中国企业社会责任报告编写指南 3.0 之仓储业指南》，经济管理出版社 2014 年版。

24. 《中国企业社会责任报告编写指南 3.0 之电力生产业》，经济管理出版社 2014 年版。

25. 《中国企业社会责任报告编写指南之家电制造业》，经济管理出版社 2014 年版。

26. 《中国企业社会责任报告编写指南之建筑业》，经济管理出版社 2014 年版。

27. 《中国企业社会责任报告编写指南之电信服务业》，经济管理出版社 2014 年版。

28. 《中国企业社会责任报告编写指南之汽车制造业》，经济管理出版社 2014 年版。

29. 《中国企业社会责任报告编写指南之煤炭采选业》，经济管理出版社 2014 年版。

30. 《中国企业社会责任报告编写指南之一般采矿业》，经济管理出版社 2014 年版。

31. 《中国企业社会责任案例》，经济管理出版社 2014 年版。

32. 《中国国际社会责任与中资企业角色》，中国社会科学出版社 2013 年版。

33. 《企业社会责任基础教材》，经济管理出版社 2013 年版。

34. 《中国可持续消费研究报告》，经济管理出版社 2013 年版。

35.《中国企业社会责任研究报告（2012）》，社会科学文献出版社 2012年版。

36.《中国企业社会责任报告白皮书（2012）》，经济管理出版社 2012年版。

37.《中国企业社会责任研究报告（2011）》，社会科学文献出版社 2011年版。

38.《中国企业社会责任报告编写指南（CASS‒CSR2.0）》，经济管理出版社 2011 年版。

39.《中国企业社会责任报告白皮书（2011）》，经济管理出版社 2011年版。

40.《企业社会责任管理体系研究》，经济管理出版社 2011 年版。

41.《分享责任——中国社会科学院研究生院 MBA "企业社会责任" 必修课讲义集（2010）》，经济管理出版社 2011 年版。

42.《中国企业社会责任研究报告（2010）》，社会科学文献出版社 2010年版。

43.《政府与企业社会责任——国际经验和中国实践》，经济管理出版社 2010 年版。

44.《中国企业社会责任研究报告（2009）》，社会科学文献出版社 2009年版。

45.《中国企业社会责任报告编写指南（CASS‒CSR1.0）》，经济管理出版社 2009 年版。

46.《中国企业社会责任发展指数报告（2009）》，经济管理出版社 2009年版。

47.《慈善捐赠与企业绩效》，经济管理出版社 2007 年版。

【论文】

在《经济研究》《中国工业经济》《人民日报》《光明日报》等刊物上发表论文数十篇。

【专访】

接受中央电视台、中央人民广播电台、人民网、新华网、光明网、凤凰卫视、法国 24 电视台等数十家媒体专访。

（二）责任云社会责任机构

责任云（CSRCloud）坚持社会责任领域的研究、咨询、设计、传播、公关五环战略，为企业提供社会责任的一站式解决方案。机构拥有五大事业部，16个项目部，上海分支机构以及"创意云"设计公司。机构拥有国内最早从事社会责任研究、咨询的专业团队，并与中国社会科学院、清华大学、中国人民大学、对外经贸大学等高校的研究团队建立了长期合作关系。

机构合作伙伴包括中国石化、华润集团、国投集团、中国电建、阿里巴巴、伊利集团、中国三星、松下集团等百余家世界500强企业。

2018 年工作计划——企业智囊

责任报告	
社会责任报告编写	完成华润集团、阿里巴巴等 200 余份 CSR 报告
专项报告编写	为中国石化、中国铝业公司等 20 余家企业编制公益、扶贫、环境等专项报告
责任管理	
优秀案例评选/案例集	为韩国大使馆、华电集团等 10 余家机构提供社会责任优秀案例评选服务，并出版案例集
定制化社会责任培训	为中国电科、中国黄金等 20 余家企业开展企业社会责任内训
设计传播	
报告设计印刷	为中国石化、现代汽车等 30 余家公司社会责任报告提供报告设计
影像志拍摄	为中国电建、国家开发投资公司等机构提供海外或专项影像视频记录
H5 制作	为中国兵器工业、三星中国、华润医药等 20 余家公司提供 H5 报告设计制作
会务会展	为中国华电、中国华能等公司策划、执行报告发布会或责任展览
责任云传播	运营中星责任云微信，粉丝过万，传播行业动态、责任故事
活动宣传	与新华网、中国网、国资小新等媒体深度合作，宣传报道责任活动
评级评价	
社会责任报告评级	为申请评级客户出具权威评级报告，已出具 321 份评级报告
公益项目评估	为企业的公益项目提供评估服务，并出具评估报告

2018 年工作计划——行业智库

行业研究		
社会责任报告指南 4.0	邀请电力、汽车、电子、石化、煤炭等行业协会、行业领先企业共同编修分行业、分议题社会责任报告编写指南	全年
委托课题	国务院国资委委托课题——中央企业社会责任蓝皮书	1 月
蓝皮书系列	企业社会责任蓝皮书 2018	4 ~ 10 月
	企业公益蓝皮书 2018	5 ~ 11 月
	企业扶贫蓝皮书 2018	5 ~ 10 月
	汽车行业社会责任蓝皮书 2018	4 ~ 10 月
	海外社会责任蓝皮书 2018	5 ~ 12 月
	上海上市公司社会责任蓝皮书 2018	5 ~ 12 月
中国企业社会责任报告白皮书	逐份深入研究企业社会报告，发布中国企业社会责任报告的趋势	8 ~ 12 月
中国企业社会责任年鉴 2017	与新华网合作，汇编中国企业社会责任重要时事、文献	7 ~ 12 月
人才培养		
分享责任——中国企业社会责任公益讲堂	国内最权威、最前沿的社会责任经理人公益培训平台	8 月
企业社会责任教材	编制《中国企业社会责任基础教材（第二版)》及《中国企业社会责任基础教程案例集》	1 ~ 12 月
百人论坛		
百人论坛——第六届分享责任年会论坛	发布社会责任白皮书/社会责任年鉴	8 月
百人论坛——主题论坛	精准扶贫、应对气候变化等主题论坛	3 月、6 月、9 月
百人论坛——蓝皮书发布会	社会责任蓝皮书发布会	11 月

二、支持单位

华润健康集团有限公司。

华润医疗控股有限公司。

三、参考文献

（一）国际社会责任标准与指南

［1］国际标准化组织（ISO）：《社会责任指南：ISO26000》，2010 年。

［2］全球报告倡议组织（Global Reporting Initiative，GRI）：《可持续发展报告指南（G4）》，2013 年。

［3］联合国全球契约组织：《全球契约十项原则》。

［4］国际审计与鉴证准则委员会：ISAE3000。

［5］Accountability：AA1000 原则标准（AA1000APS）、AA1000 肾炎标准（AA1000AS）和 AA1000 利益相关方参与标准（AA1000SES）。

［6］国际综合报告委员会（IIRC）：整合报告框架（2013）。

（二）国家法律法规及政策文件

［7］《中华人民共和国宪法》及各修正案。

［8］《中华人民共和国公司法》。

［9］《中华人民共和国劳动法》。

［10］《中华人民共和国食品安全法》。

［11］《食品工业"十二五"发展规划》。

［12］《中国食物与营养发展纲要（2014～2020 年）》。

［13］GB2760－2011《食品安全标准食品添加剂》。

［14］《中华人民共和国劳动合同法》。

［15］《中华人民共和国就业促进法》。

［16］《中华人民共和国社会保险法》。

［17］《中华人民共和国工会法》。

［18］《中华人民共和国妇女权益保障法》。

［19］《中华人民共和国未成年人保护法》。

［20］《中华人民共和国残疾人保障法》。

［21］《中华人民共和国安全生产法》。

［22］《中华人民共和国职业病防治法》。

［23］《中华人民共和国劳动争议调解仲裁法》。

［24］《中华人民共和国环境保护法》。

［25］《2014～2015 年节能减排低碳发展行动方案》。

［26］《中华人民共和国水污染防治法》。

［27］《中华人民共和国大气污染防治法》。

［28］《中华人民共和国固体废物污染环境防治法》。

［29］《中华人民共和国环境噪声污染防治法》。

［30］《中华人民共和国环境影响评价法》。

［31］《中华人民共和国节约能源法》。

［32］《中华人民共和国循环经济促进法》。

［33］《中华人民共和国产品质量法》。

［34］《中华人民共和国消费者权益保护法》。

［35］《中华人民共和国反不正当竞争法》。

［36］《中华人民共和国科学技术进步法》。

［37］《中华人民共和国反垄断法》。

［38］《中华人民共和国专利法》。

［39］《中华人民共和国商标法》。

［40］《中共中央关于全面推进依法治国若干重大问题的决定》。

［41］《集体合同规定》。

［42］《禁止使用童工规定》。

［43］《未成年工特殊保护规定》。

［44］《女职工劳动保护特别规定》。

［45］《残疾人就业条例》。

［46］《关于企业实行不定时工作制和综合计算工时工作制的审批方法》。

［47］《全国年节及纪念日放假办法》。

［48］《国务院关于职工工作时间的规定》。

［49］《最低工资规定》。

［50］《生产安全事故报告和调查处理条例》。

［51］《工伤保险条例》。

［52］《关于禁止商业贿赂行为的暂行规定》。

［53］《中央企业履行社会责任的指导意见》。

［54］《中央企业"十二五"和谐发展战略实施纲要》。

［55］《上海证券交易所上市公司环境信息披露指引》。

［56］《深圳证券交易所上市公司社会责任指引》。

（三）社会责任研究文件

［57］中国社会科学院经济学部企业社会责任研究中心：《中国企业社会责任报告编写指南（CASS – CSR 2.0）》，2011 年。

［58］中国社会科学院经济学部企业社会责任研究中心：《中国企业社会责任报告评级标准 2013》，2013 年。

［59］中国社会科学院经济学部企业社会责任研究中心：《中国企业社会责任研究报告 2009/2010/2011/2012/2013》，社会科学文献出版社。

［60］中国社会科学院经济学部企业社会责任研究中心：《中国企业社会责任报告白皮书 2011/2012/2013》，经济管理出版社。

［61］中国社会科学院经济学部企业社会责任研究中心：《企业社会责任基础教材》，经济管理出版社 2013 年版。

［62］彭华岗等：《企业社会责任管理体系研究》，经济管理出版社 2011 年版。

［63］国家电网公司《企业社会责任指标体系研究》课题组：《企业社会责任指标体系研究》，2009 年 3 月。

［64］殷格非、李伟阳：《如何编制企业社会责任报告》，企业管理出版社 2008 年版。

［65］李伟阳、肖红军、邓若娟：《企业社会责任管理模型》，经济管理出版社 2012 年版。

后　记

　　2009 年 12 月，中国社会科学院经济学部企业社会责任研究中心发布了中国第一份企业社会责任报告本土编写指南——《中国企业社会责任报告编写指南（CASS – CSR1.0）》。随着企业社会责任的持续发展，为了保持报告编写指南的生命力，指南更新升级一直在路上：2011 年 3 月发布《中国企业社会责任报告编写指南（CASS – CSR2.0）》，2014 年 1 月发布《中国企业社会责任报告编写指南（CASS – CSR3.0）》。《指南 3.0》完成了引导我国企业社会责任从"报告内容"到"报告管理"的转变，截至 2017 年底，参考《指南 3.0》编写社会责任报告的企业数量已经接近 400 家。

　　近年来，联合国可持续发展目标（SDGs）、中国社会责任国家标准（GB/T36000）和香港联交所《环境、社会及管治（ESG）报告指引》等重要标准、倡议相继颁布实施。为提升指南国际性、包容性和引领性，2016 年 7 月，《中国企业社会责任报告指南（CASS – CSR4.0）》专家研讨会在中国社会科学院召开，20 余名权威专家参加了研讨会；2016 年 9 月，《指南 4.0》编制启动会在北京召开，来自政府、企业、NGO、科研单位等机构约 150 名代表出席了启动会。2017年 9 月，《指南 4.0》专项调研走进韩国现代汽车集团。历时一年多，指南成功升级到 4.0 版本。

　　作为《中国企业社会责任报告编写指南（CASS – CSR4.0）》丛书的分行业指南，《中国企业社会责任报告指南之医疗服务业》的编制历时大半年，期间，编写组多次与华润健康、华润医疗沟通，征集意见和建议。本书是集体智慧的结晶，全书由汪杰、贾晶等共同撰写，华润健康、华润医疗主导第八章的写作。全书由钟宏武审阅、修改和定稿。

　　中国企业社会责任报告编写指南系列将不断修订、完善，希望各行各业的专家学者、读者朋友不吝赐教，共同推动我国企业社会责任更好更快地发展。

课题组

2018 年 10 月